LE COMBLE DE LACHÈSE

SYNTHÈSE

BIBLIOTHÈQUE NATIONALE

LANOAILLE DE LACHÈSE

A la bibliothèque nationale,

l'auteur

Lanoaille de Lachèse

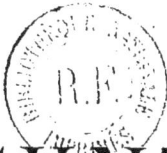

SYNTHÈSE

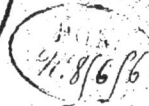

———————•◦•———————

PARIS

IMPRIMERIE J. LIEVENS, 119, Boulevard Sébastopol

Usine à vapeur à Saint-Maur (Seine)

—

1897

LES RACES LATINES

DANS LA

BERBÉRIE SEPTENTRIONALE

Du jour où les progrès de la navigation permirent à l'Européen de franchir les limites du Vieux-Monde et d'explorer successivement les diverses parties habitables du Globe, l'homme civilisé dut reconnaître qu'il ne lui était pas possible de s'aventurer impunément sous toutes les latitudes pour s'implanter partout à côté des races autochtones. Lorsque ses plus belles espérances d'avenir, ou les nécessités inévitables de sa destinée, le déterminent à s'expatrier vers des contrées lointaines, il lui arrive presque toujours de sentir son organisme ébranlé par les conditions nouvelles où doivent s'accomplir désormais les diverses phases de son existence. Il éprouve dans tout son être des perturbations multiples dont les tristes conséquences se font en général sentir avec d'autant plus de violence qu'il s'est plus brusquement transporté vers des régions plus chaudes. Dès son entrée au pays d'adoption, il lui faut soutenir une double, une incessante lutte, et contre l'élévation de la température, et contre un certain nombre de productions telluriques morbigènes que développe la chaleur.

Tout d'abord, le danger n'apparut point avec sa gravité réelle. On pensait qu'après avoir traversé les premières épreuves du changement de climat le nouveau venu se trouvait aguerri pour l'avenir, et que sa descendance elle-même n'avait plus rien à redouter de ce côté-là.

Ainsi, au cours du XVIIIᵉ siècle, des aventures extraordinaires s'accomplirent dans les Indes avec une sorte de fureur inconsciente. Les gens partaient en toute hâte pour aller loin au delà des mers tenter la fortune, sans que la passion du gain laissât à aucune intelligence le loisir d'interroger par avance les possibilités vitales du nouveau milieu. Cependant une large part des immenses déceptions qui s'ensuivirent revient sans conteste à l'action, pernicieuse pour notre race, de pays où les impressions extérieures s'éloignent tant de celles que l'on ressent en Europe.

Ce n'est pas que le pouvoir complexe des climats n'eût, dès longtemps, par quelques points, révélé son importance à l'antiquité classique. Hippocrate, à qui toujours on peut remonter avec la certitude de trouver dans ses œuvres les grandes lignes de toutes les questions relatives à la conservation de la vie, a écrit un traité sur *L'air*, *les eaux et les lieux*, où, dans de nombreux passages, son génie s'applique à interpréter les influences multiples du sol, de l'atmosphère et du soleil. Mais il faut arriver à notre époque pour voir l'étude méthodique des migrations humaines se développer avec une ampleur magistrale et conduire aux résultats pratiques les plus importants, quoique naguère encore absolument ignorés. Maintenant on a la certitude que le changement de climat imprime au corps et à l'esprit des modifications profondes, dont l'appréciation raisonnée forme, sous le nom d'acclimatement, une branche importante de l'anthropologie. C'est presque la naissance d'une science nouvelle. Le peuple anglais, stimulé par le soin de possessions coloniales immenses s'étendant sous les ciels les plus divers, a grandement contribué à sa création. En France, de nombreux auteurs, médecins de la marine et de l'armée, officiers des armes savantes, explorateurs indépendants et aventureux, lui fournissent aussi chaque jour un large contingent de connaissances précieuses. Déjà son étude est assez avancée pour que l'on puisse affirmer avec M. Bertillon que « la question d'acclimatement, si peu aperçue de la plupart des historiens, joue un rôle important dans les dénouements de l'histoire ».

On distingue un grand et un petit acclimatements.

Le petit acclimatement s'établit en quittant le lieu d'origine pour choisir comme patrie d'adoption un pays peu différent de lui par l'ensemble de ses caractères climatériques et topographiques. La distance qui sépare alors le point de départ du point d'arrivée, quoique minime le plus souvent, peut atteindre dans certains cas jusqu'à une demi-circonférence terrestre, comme on le voit, par exemple, à la ressemblance que les actions ambiantes ressenties en Nouvelle-Zélande et dans la Tasmanie septentrionale présentent avec les lois de l'existence dévolues par la nature aux parages méditerranéens.

Le grand acclimatement résulte de l'ensemble des modifications organiques, compatibles avec la perpétuation de la race, amenées par le passage rapide d'un milieu déterminé à un milieu tout autre. Le chemin parcouru correspond d'ordinaire à une différence de latitude assez considérable. C'est ainsi que les Boërs, Hollandais d'origine, prospèrent depuis deux siècles au voisinage du Cap de Bonne-Espérance, dans une contrée ne rappelant en rien les traits caractéristiques de la mère patrie. Mais les deux climats peuvent se trouver sous les mêmes parallèles et n'être séparés que par une faible distance géographique. Un contraste de ce genre s'observe au Mexique, où les exigences de la vie sur les hauts plateaux et dans les terres chaudes se ressemblent si peu que les Indiens de l'intérieur ont plus à souffrir de la fièvre jaune que les immigrants européens quand ils viennent à la Véra-Cruz, où cependant notre race s'étiole et disparait vite sous l'influence combinée de la haute température et des endémies locales.

L'examen attentif de faits nombreux, fournis par les évolutions historiques des peuples les plus divers, montre que le grand acclimatement a été jusqu'ici, le plus souvent, fatal à l'homme. En règle très générale, l'homme qui change brusquement de climat dépérit et ne forme pas souche, ou bien sa descendance disparaît en un temps plus ou moins limité.

Seul, le petit acclimatement est toujours possible.

Cette division de l'acclimatement en deux classes distinctes ne doit présenter à l'esprit aucun caractère tranché ou absolu, car les nuances des climats varient à l'infini avec les latitudes et suivant la configuration topographique de chaque localité : mais l'ethnologiste aura tout avantage à l'adopter, pour grouper méthodiquement ses idées, quand il voudra commenter le passé, ses grandeurs et ses ruines, comme aussi lorsqu'il entreprendra de mettre en jeu les ressources de l'induction pour poser et résoudre les problèmes d'avenir des colonies nouvelles.

Les données qui précèdent suffisent à faire comprendre l'esprit dont s'anime cet article. Elles y servent de guide à l'appréciation particulière des faits anciens et modernes relatifs à la présence des races latines sur l'étroite bande africaine située au nord du 34e degré de latitude boréale, c'est-à-dire dans une zone à laquelle appartenaient autrefois le territoire de Carthage, la Numidie, plus une portion restreinte de la Mauritanie, et qui renferme à notre époque, de l'est à l'ouest, la Tunisie, le Tell avec les hauts plateaux de nos trois départements algériens et l'extrémité nord du Maroc.

Cette région berbère, visitée à travers les siècles par d'incessantes invasions venues tantôt du nord, tantôt de l'orient, forme une sorte de presqu'ile dont l'Océan Atlantique mouille les bords à l'ouest sur une faible étendue. La longue ligne de ses rivages du nord et de l'est baigne dans la Méditerranée, et sa côte méridionale confine à l'immensité des sables brûlants de l'Afrique centrale. Sans aucune démarcation précise, son isthme la rattache largement par le sud-ouest à la masse du territoire marocain, qui constitue avec elle une seule et même expression géologique, mais où le climat, en gagnant le sud, s'éloigne par degrés successifs de celui de l'Europe méridionale, pour imprimer de plus en plus la physionomie des zones chaudes à une contrée d'ailleurs fort peu connue de la civilisation.

Les caractères climatériques généraux de la Berbérie septentrionale sont presque constants, presque semblables à eux-mêmes sur tous les points de sa surface. Ils forment un groupe naturel dont les extrêmes ne présentent entre eux aucune exagération. La différence des climats d'Alger et de Bouçâda, ou même de Biscra, n'est certes pas plus considérable que celle que nous observons en France entre Mézières et Nîmes, ou Perpignan.

L'élévation moyenne du sol est prononcée. Plusieurs chaînes de montagnes, en s'étageant les unes derrière les autres, avec une direction est-nord-est ouest-sud-ouest parallèle à la côte nord, forment un vaste massif dont le relief, loin d'atteindre encore l'altitude où se produit une dépression grave de l'organisme connue sous le nom de mal des hauteurs, abaisse suffisamment la température pour exercer une influence très salutaire sur la santé des habitants ; les frissonnements de la malaria ébranlent moins violemment le corps humain au milieu de ses vallons qu'au sein des plaines inférieures. Sous ce rapport, l'Atlas fait sentir son action comme les autres montagnes du Globe. Il possède, en outre, l'avantage tout particulier de protéger, dans une certain mesure, l'ensemble du pays contre les souffles ardents du sud, vents de sable bien moins terribles ici qu'en Egypte, où la vallée infé-

rieure du Nil, sans abri contre le Sahara, étouffe chaque
fois que le Simoun s'élève du grand désert de Libye.

Malheureusement, on ne trouve aux alpes berbères
qu'un régime hydrographique d'une pauvreté déplorable.
Par leurs contreforts, comme par leur direction principale, elles découpent la contrée en de nombreux bassins
dont les aires se trouvent réduites aux plus petites proportions. Aucun de leurs sommets ne perçant la région des
neiges perpétuelles, les sources qui en découlent tarissent
à l'époque des chaleurs. Alors prairies et vergers se des-
sèchent; tout, dans la campagne, prend un aspect désolé; le
lit des rivières lui-même n'est plus marqué à travers la
plaine que par quelques rares flaques d'eau, de vastes étendues de cailloux roulés et des berges garnies au loin de ta-
maris.

Ces rivières prennent trois directions principales : les
unes, celles du versant nord, les mieux pourvues d'eau, se
rendent à la mer; celles des hauts plateaux gagnent des
lacs sans profondeur, comme aussi sans issue, que l'abondante évaporation de l'été met à peu près totalement à
sec chaque année; quant à celles du versant méridional,
elles vont pour la plupart se perdre dans les sables. L'une
de ces dernières, la Djeddi, semble avoir eu dans le passé
un cours plus constant ou plus réel qu'aujourd'hui. Nous
la verrons couler comme aux beaux temps de Carthage
lorsque viendra le jour où les flots de la Méditerranée em-
pliront de nouveau la dépression des Chotts, qui formait
jadis la grande baie de Triton.

Depuis un certain nombre d'années, le lambeau de territoire africain dont la physionomie vient d'être succinte-
ment esquissée se trouve en majeure partie soumis à la domination française. Si le succès couronne les efforts de la
métropole, tôt ou tard l'Algérie entraînera nécessairement
dans son orbite les deux contrées voisines, en les façon-
nant l'une et l'autre aux mœurs européennes. Mais, l'avenir de notre colonie est encore incertain. Pour nombre

d'esprits sérieux, l'histoire du passé repousse l'espérance ; ils considèrent que les Romains, éminemment colonisateurs, ont imprimé un cachet indélébile aux races de la Gaule, de la péninsule ibérique et des rives du Danube, tandis que toute trace de leur longue domination sur les provinces d'Afrique a complètement disparu du type, des coutumes et du langage des peuples autochtones. Deux résultats si éloignés l'un de l'autre ne se comprennent, disent-ils, que par la différence des milieux. D'après eux, le soleil africain montre trop de rigueurs aux hommes d'Italie ; tant que Rome fut puissante, les Romains semblèrent prospérer au sud de la Méditerranée, parce que chaque jour la colonie renouvelait son sang au cœur de la métropole ; avec la décadence de l'empire, au contraire, toute existence indépendante devint promptement impossible ; un étiolement rapide s'empara de la race européenne, vouée dès lors à une destruction fatale.

Peut-être cette explication renferme-t-elle une parcelle de la vérité ; cependant, il n'est ni juste, ni raisonnable d'en exagérer l'importance. Outre que la philosophie de l'histoire se dégage rarement de ses voiles avec tant de simplicité, la pensée répugne à admettre, sans une démonstration péremptoire, qu'un habitant de la Péninsule s'expose à périr par le climat lorsqu'il franchit la faible distance qui le sépare de la terre berbère, où il va retrouver partout les plantes de son pays. S'il en était ainsi, à quoi se réduirait donc le petit acclimatement ?

Bien des peuples prospères dans les âges passés ont cessé d'exister par des causes tout indépendantes du climat. Il n'est point admissible, par exemple, d'attribuer au climat la perte de Carthage. Carthage, colonie tyrienne favorablement placée au nord de son point d'origine, a grandi par degrés jusqu'à devenir une puissante République. Avant Rome, elle domina la Berbérie, et ce qui montre le mieux son implantation profonde dans le sol africain, c'est qu'elle ne fut pas seulement commerçante et guerrière : elle était agricole aussi. Magon, un de ses enfants, écrivit sur l'agriculture un traité fort estimé que les Romains firent traduire dans leur langue. Suivant Diodore, « la contrée qu'Agathocle, après son débarquement en Afrique, traversa à la tête de son armée, était couverte de jardins, de plantations, et coupée de canaux qui servaient à les arroser. De superbes maisons de campagne décelaient les richesses des propriétaires. Ces demeures offraient toutes les commodités de la vie, car, dans l'intervalle d'une longue paix, les habitants y avaient entassé tout ce qui peut flatter la sensualité. Le sol était planté de vignes, d'oliviers et d'autres arbres fruitiers. D'un côté s'étendaient des prairies où paissaient des troupeaux de bœufs et de brebis ; de l'autre, dans les contrées basses, se trouvaient d'immenses haras. On voyait partout l'aisance, car les Carthaginois les plus distingués y avaient des possessions et rivalisaient de luxe. »

Oui, Carthage, après être parvenue à un degré de prospérité extraordinaire, après avoir fourni une longue période de conquêtes sur les îles de la Méditerranée occidentale et sur une grande partie de l'Espagne, après avoir lutté contre Massinissa et les Numides, après avoir longtemps balancé la fortune de Rome, a fini par disparaître sous les coups acharnés d'un vainqueur impitoyable, sans qu'il soit possible d'accuser en rien le climat.

Rome victorieuse releva Carthage de ses ruines, pour en faire une ville latine florissante, après elle la première du monde. Mais à son tour, la puissance romaine y fut assaillie par des causes de destruction toutes semblables à celles qui avaient amené la chute de la cité punique ; jamais sa domination ne s'imposa pleinement dans l'intérieur des terres. La province d'Afrique était pour Rome une cause d'incessantes préoccupations : tantôt c'étaient des luttes contre Jugurtha et les Numides ; tantôt c'était la rivalité de Marius et de Sylla ; puis venait la guerre de César contre Juba, Labiénus, Scipion et tout le parti pom-

péïen ; c'était le soulèvement de Tacfarinas ; c'étaient les
incursions des Gétules et des Maures ´et des autres tribus
du désert. Des soulèvements très sérieux se produisent
sous Dioclétien ; ensuite commencent sous Constantin les
dissensions religieuses ; puis apparaît Firmus, dont la
lutte peut être comparée à celle de Jugurtha, et enfin son
frère Gildon. A quelques années de là se montrent les
´Vandales : bien que leur nombre restreint, leur constitution politique, leurs guerres, un climat trop chaud pour
des Germains aient rendu leur puissance éphémère, le
passage de ces hommes du nord ne s'en ajouta pas moins
aux autres causes de la décadence romaine. Des troubles
continuels bouleversèrent l'Afrique pendant la domination byzantine, après le départ de Bélisaire, et la colonie,
mûre pour l'invasion, n'était plus en état de résister lorsque apparurent les Arabes.

Elle succomba et disparut.

Cependant, il est absolument incontestable que partout
en Europe, malgré des invasions victorieuses et des guerres intestines multipliées, l'esprit latin a survécu dans les
mœurs et dans le langage des peuples asservis par Rome à
l'époque de sa grandeur. Si une telle différence de résultat
au nord et au sud de la Méditerranée n'est pas la conséquence du climat, où trouver son explication ?

On remarquera tout d'abord que les divers groupes
àryens compris de nos jours sous la dénomination commune de races latines sont loin de porter l'empreinte romaine gravée sur les traits de leur visage au même degré
que dans leurs coutumes et dans leurs idiomes. Par conséquent, il est téméraire d'admettre comme proposition évidente que le sang d'un printemps sacré sorti d'Albe jadis
coule maintenant à flots chez les descendants de tous les
peuples européens autrefois soumis à l'empire de Rome.

En vérité, l'âme seule de la glorieuse république se
perpétue dans la succession des temps. Seule, elle a triom-
phé des convulsions intérieures et des invasions.

Trop nombreux pour vivre à l'aise dans leurs froides régions hyperboréennes, les Barbares, poussés par le besoin instinctif des jouissances physiques, se ruèrent sur les contrées opulentes de l'Europe méridionale, où ils trouvèrent partout des peuples amollis, incapables de leur résister. Mais toujours après la victoire leur domination resta purement matérielle, car aucun prétexte d'apparence supérieure ne les guidait dans leurs aventures. Une fois leurs conquêtes terminées, ils subissaient en politique l'influence prépondérante des coutumes implantées par la puissante législation romaine, tandis qu'en religion ils abandonnaient aisément leurs superstitions incohérentes pour céder à l'action de l'unité chrétienne.

Le clergé, obligé d'enseigner le culte romain, garda nécessairement quelque teinte des lettres. On n'écrivait que dans la langue latine, qui était celle des gens d'Eglise. C'est ainsi que de nouveaux dialectes, où se reconnaît le latin, naquirent à la longue du mélange de cet idiome avec des constructions et des termes étrangers au vieux parler de Rome.

En Berbérie, les événements suivent une marche différente, parce que les conquérants arabes apportent avec eux une civilisation avancée, que seconde une doctrine religieuse immuable bien en état de fanatiser ses adeptes, comme aussi de diriger longtemps leurs efforts dans le même sens, pour se substituer par la persuasion, par l'intérêt ou par la violence aux croyances mystiques d'une doctrine rivale.

Il resta pourtant des chrétiens après l'invasion arabe, mais « leur existence, vouée au mépris et aux outrages, exposée sans cesse à une complète extermination, ne fut qu'une longue lutte de souffrances » [1]. Il en existait encore à Tunis à l'époque de l'expédition de saint Louis : les

---

[1] *Carthage,* par Jean Yanoski.

musulmans les jetèrent en prison quand ils apprirent que l'armée française avait touché les côtes d'Afrique.

Ainsi, des raisons d'ordre exclusivement politique et social suffisent à faire comprendre l'effacement rapide de la civilisation romaine en Numidie et en Mauritanie.

De nos jours, il est vrai, l'Italien qui se rend en Algérie trouve sur bien des points un sol inhospitalier. Mais il n'est pas mieux traité dans son propre pays. Cependant, on ne peut nier son acclimatement en Italie par ce que le séjour de la campagne romaine est fatal « depuis que les Cincinnatus ne conduisent plus la charrue qui sillonnait son sein... Quand on demande : Pourquoi ce séjour ravissant n'est-il pas habité ? L'on vous répond que le mauvais air ne permet pas d'y vivre pendant l'été.

» Ce mauvais air, affirme Mme de Staël, fait, pour ainsi dire, le siège de Rome ; il avance chaque année quelques pas de plus, et l'on est forcé d'abandonner les plus charmantes habitations à son empire. Sans doute, l'absence d'arbres dans la campagne, autour de la ville, est une des causes de l'insalubrité de l'air ; et c'est peut-être pour cela que les anciens Romains avaient consacré les bois aux déesses, afin de les faire respecter par le peuple. Maintenant des forêts sans nombre ont été abattues. Le mauvais air est le fléau des habitants de Rome et menace la ville d'une entière dépopulation. »

Le mauvais air : voilà presque tout le secret de l'insalubrité d'Algérie. Des conditions analogues à celles qu'en son beau langage l'auteur de *Corinne* décrit pour Rome et ses environs avec une netteté parfaite exercent là-bas pareille influence sur la santé des aborigènes.

Ebn-Kraldoun rapporte, d'après d'autres auteurs, que vers l'an 624 de l'Hégire (1227), la Mitidja, aujourd'hui délaissée des Arabes, était entièrement cultivée par les musulmans. Elle renfermait un grand nombre de villes et de villages. A ce moment des guerres ravagèrent toute la contrée par ordre des Almohades. Leurs luttes avec les

Almoravides détruisirent les ouvrages de la civilisation par le vol et par le pillage. Depuis lors, la prospérité passée ne s'est pas relevée. Si elle n'a pas laissé de traces imposantes comme les nombreuses ruines romaines éparses sur tout le territoire, c'est que les Arabes bâtissent à l'aide de matériaux qui résistent mal au temps ; la terre glaise forme le fond de leurs constructions, et les intempéries des saisons en viennent facilement à bout.

Après les Almohades, qui ne conservent pas longtemps leur conquête, les tribus se disputent continuellement la plaine à cause de sa fertilité.

Avec la domination des Turcs commence une nouvelle période de destruction : leur rapacité met obstacle à toute espèce d'élan par des razzias sans cesse renouvelées. « Les Turcs ont tout paralysé, dit le docteur Quesnoy, ils ont appauvri le pays et préparé, par leur coupable insouciance, tous les maux qui frappent aujourd'hui la population agricole qui vient remuer les terres infécondes depuis de nombreuses années (¹). »

Cependant, les Arabes ont un talent remarquable pour irriguer. « Il a fallu les circonstances exceptionnelles dont nous venons de parler pour laisser abandonné à lui-même un sol aussi productif, mais le passé n'est pas sans retour pour la Mitidja. »

Le régime politique d'un peuple, ses lois, l'état social qui en dérive n'influent pas moins sur sa vitalité même que sur les mœurs publiques : tout principe de décadence par imperfection organique le livre désarmé aux forces destructives de la nature, tandis, au contraire, que la prospérité née d'une sage prévoyance assure son fréquent triomphe dans la lutte permanente de l'humanité contre les obstacles éternels. « L'homme n'est pas soumis fatalement à des influences dont il ne saurait surmonter aucune... S'il

---

(¹) *Recueil des Mémoires de Médecine et de Chirurgie militaires,* 1865.

ne peut transformer le type général des climats..., il est le maître du terrain qu'il foule, le régulateur des influences de localité ; il peut corriger beaucoup de causes nuisibles, se soustraire à celles qui sont réfractaires à son industrie ; par son intelligence et par son travail, il réussit à conquérir ses droits imprescriptibles à la vie et au bien-être, là où la nature marâtre a prodigué sous ses pas et sur sa tête comme un luxe d'insalubrité et de mort ([1]). »

L'agriculture vient au premier rang des modificateurs hygiéniques du sol ; dès qu'elle prospère, elle répand autour d'elle l'aisance et la santé ; mais ses débuts, toujours hérissés de difficultés, sont particulièrement redoutables dans les régions chaudes où règnent des endémies ; les défrichements y moissonnent les premiers colons, qui meurent empoisonnés par la terre, léguant à leurs successeurs les fruits inappréciables de leurs pénibles travaux, sans en avoir joui.

Bien qu'en aucun pays les peuples autochtones ne soient absolument insensibles aux influences telluriques locales, ils s'en trouvent toutefois moins fâcheusement impressionnés que les étrangers ; aussi faut-il, autant que possible, les employer aux travaux du sol. M. le gouverneur de l'Algérie est donc sagement inspiré quand il dit, à propos de notre colonie, « qu'il ne peut être question de refouler les indigènes et de combler le vide ainsi formé par l'introduction d'un nombre suffisant de familles tirées d'Europe. Le respect des droits acquis, l'obligation de tenir nos promesses, l'intérêt du but élevé que nous poursuivons, nous font un devoir de repousser une fois pour toutes cette pensée que la France n'a jamais eue. ([2]) »

Une tâche immense s'impose à la civilisation pour assu-

[1] Michel Lévy, *Traité d'Hygiène.*
[2] Exposition de la situation de l'Algérie à l'ouverture du conseil supérieur du gouvernement par le général Chanzy, 14 novembre 1876.

rer l'avenir en Berbérie. Presque tout est à faire, ou plutôt à recommencer dans cette contrée autrefois heureuse et opulente ; les plaines sont à drainer ; les montagnes attendent leur reboisement. Toutefois les tentatives d'assainissement par la culture se multiplient de jour en jour, et les résultats considérables dès maintenant acquis font naître les plus belles espérances. Ainsi Boufaric, dont les premiers colons furent moissonnés par la fièvre de la Mitidja, est devenu un des centres agricoles les plus prospères de l'Algérie. Cette ville, avec sa banlieue, forme un ilot très habitable au milieu d'une région insalubre. Il y a là, comme sur beaucoup d'autres points, un succès colonial incontestable provenant de la seule transformation locale, ce qui permet d'espérer mieux encore de l'extension progressive de l'assainissement à l'ensemble du pays.

Plus avant dans le sud, des oasis luxuriantes surgiront çà et là par enchantement autour de puits artésiens. Partout les miasmes telluriques atténueront leur malfaisance devant les progrès de la culture ; un reboisement étendu améliorera le régime des eaux, et les grandes forêts tamiseront les vents du sud, dont la pénétrante poussière est peut-être aussi pernicieuse pour l'organisme que les plus redoutables des émanations paludéennes.

Jusque dans les saisons où la température du Siroco n'est pas très élevée, l'homme soumis à son influence s'en trouve singulièrement énervé ; quelques heures suffisent en outre à ce souffle aride du désert pour dessécher les fleurs et les jeunes pousses des plantes européennes avec l'intensité même des plus fortes gelées tardives du printemps sous nos divers climats de France. Multiplier les obstacles sur sa route, pour amender son action délétère, doit donc être un des principaux objectifs de la colonisation. Ainsi que la remarque en a été faite plus haut, l'Atlas élève déjà en travers de son parcours une barrière naturelle qui le gêne dans sa marche et le refroidit. Les forêts projetées ne peuvent manquer de le tempérer encore ;

aussi ne saurait-on trop féliciter l'administration et les grandes compagnies pour les travaux considérables de boisement dont elles donnent l'exemple. Encouragés par leur succès, bien des colons ont commencé à faire eux-mêmes des plantations.

Ces plantations varient avec la nature du sol ; elles ne sauraient prospérer toutes à un égal degré dans la plaine et sur la montagne. Parmi les diverses essences employées, l'eucalyptus paraît avoir le plus brillant avenir : il résulte d'une enquête faite par les soins de la Société de climatologie d'Alger que l'on peut considérer dès à présent comme un fait acquis son influence excellente sur l'hygiène de la contrée. « Partout où il a été planté en massifs d'une certaine importance, comme à Baïnen, au lac Fetzara, à Biscra, dans les plaines de la Macta et de l'Abra, à Aïn-Mocra, les fièvres intermittentes ont sensiblement diminué en fréquence et en gravité. » Par ses proportions gigantesques, atteintes en un petit nombre d'années, cet arbre qui modifie si favorablement le milieu respirable des localités marécageuses est encore, plus que tout autre, propre à exercer une action salutaire sur le degré hygrométique de l'air, toujours trop faible quand arrivent les haleines du Sahara.

Ainsi, les deux principales entraves opposées par la nature à la colonisation algérienne, c'est-à-dire l'humidité malsaine du sous-sol des plaines et la sécheresse désorganisante de l'atmosphère, toutes contraires qu'elles sont l'une à l'autre en apparence, peuvent être combattues avec avantage par un même moyen, sans que l'on ait à craindre ici de se précipiter dans Charybde pour éviter Scylla.

Mais, les plus heureuses modifications que l'avenir réserve au climat berbère lui viendront un jour du retour des flots méditerranéens dans la vaste région des Chotts. Non, cependant, que la surface liquide prenne jamais une étendue suffisante pour abaisser d'une manière sensible la moyenne thermométrique du pays, pas plus que pour augmenter le régime des pluies locales par la seule action directe de son évaporation, quelque active qu'elle soit d'ailleurs (¹). Ce serait s'illusionner que d'en attendre des changements atmosphériques aussi considérables. Par son rôle beaucoup plus modeste, quoique très utile encore, la nappe liquide sud-est algérienne rappellera simplement le vase plein d'eau employé parfois dans le but d'humecter l'air de nos demeures grillé à la chaleur d'un foyer trop ardent. Il est à prévoir, en effet, que les données thermo-métriques resteront à peu près ce qu'elles sont actuellement, et que, seule, la marche de l'hygromètre subira des modifications appréciables lorsque les vents du désert trouveront à se mouiller en traversant le golfe. Toute la Tunisie et une forte partie du territoire français d'outre-mer n'en ressentiront pas moins l'influence bienfaisante de ce nouvel état de choses. Le Siroco n'agira plus sur la nature organisée avec autant d'énergie parcheminante qu'à présent ; peut-être même, à certaines époques de l'année, laissera-t-il tomber de légères ondées sur les pentes méridionales des premières montagnes. Quant aux pluies venues du nord et de l'ouest, elles augmenteront de fréquence et d'intensité, parce que les vapeurs de la Méditerranée et de l'Océan, au lieu de se dissoudre, comme aujourd'hui, dans un milieu atmosphérique avide d'eau, se condenseront sur les sommets de l'Aurès, où dès lors on verra des neiges plus abondantes persister plus longtemps. Mainte source tarie depuis des siècles coulera de nouveau. Toutes les fontaines acquerront un débit plus considérable. Les ravins arides et desséchés de la montagne, sortes de gouttières roulant en un petit nombre d'heures chaque année l'eau bourbeuse de quelques pauvres orages, entendront bruire des ruisseaux permanents, aux abords pleins

(¹) 320 kilomètres de longueur sur une largeur moyenne de 60 kilomètres (Capitaine Roudaire, *Revue des Deux-Mondes*, 1874).

de fraîcheur, qui courront se répandre dans la plaine pour rendre leur fertilité des vieux âges à de vastes espaces maintenant brûlés et stériles.

Un autre bienfait de la grande baie de Triton résultera de l'obstacle qu'elle opposera nécessairement à la migration périodique des sauterelles vers le nord, où ces insectes dévastateurs vont librement ravager les campagnes. Des myriades d'entre elles ne parviendront pas à franchir le nouveau bras de mer ; elles se précipiteront dans ses flots par nuées, avec l'inévitable fatalité qui, de nos jours, les pousse toutes jusqu'aux profonds abimes de la Méditerranée.

Une fois cet ensemble de résultats grandioses obtenu, la prospérité Berbère prendra tout son essor, car déjà, même avec l'état de choses actuel, les naissances de la population européenne surpassent ses décès. De 1866 à 1872 (six années), le chiffre de l'excédent s'est élevé à 2.477. Il est encore en progrès depuis. Suivant *La Correspondance Algérienne* (¹), de 1872 à 1875 (trois années), le gain a été de 5.784 personnes se répartissant ainsi : Français 2.212 ; Espagnols 2.560 ; Italiens 956 ; Maltais 505 ; gens de nationalités diverses, non compris les Allemands, 64. Les Allemands n'ont eu que 453 naissances pour 606 décès.

Dans la période de 1866 à 1872, le gain des Français n'avait été que de 258 et celui des Espagnols de 1.353. Il s'était élevé à 1.178 pour les Italiens et à 506 pour les Maltais. Les Allemands avaient une perte de 218 individus.

Assurément, nos colons Français ne présentent point encore un excédent de naissances proportionné à leur supériorité numérique. Mais la constatation seule de cet

(¹) Renseignements puisés au *Journal officiel* du 31 octobre 1876. — En additionnant le détail par nationalité de l'excédent des naissances, on trouve 3.077, au lieu de 2.477, pour la période de 1866 à 1872, déduction faite d'une perte de 218 Allemands. La même opération donne 6.144, au lieu de 5.784 pour la période de 1872 à 1875.

excédent, à progression rapide d'ailleurs, constitue par elle-
même un fait dont il est aisé de saisir l'importance capi-
tale. D'autant plus que les données statistiques fournies par
La Correspondance expriment d'une manière incomplète
l'accroissement naturel des Algériens. Bien des gens nés
au dehors viennent en effet terminer leurs jours en Algérie
comme colons ou comme valétudinaires, tandis que peu
d'enfants de la colonie vont mourir ailleurs. Puisque les
immigrants ne figurent pas aux naissances, il serait très
logique de ne les point comprendre au nombre des décès.
L'excédent des naissances doit en être augmenté d'une
quantité presque égale.

Donc, il est acquis dès aujourd'hui que le Français se
reproduit en Algérie à la première génération. L'épreuve
qui se fait pour la seconde sera concluante aussi, comme
tout porte à le croire, et le succès définitif de la colonisation semble même bien près d'être complètement assuré.
Il le sera d'autant plus vite que le recrutement des colons s'effectuera avec plus de discernement. Les Français
de la basse vallée du Rhône et des rivages méditerranéens
sont particulièrement propres à mener cette grande œuvre
à bonne fin. Aryens acclimatés depuis de longues années
dans des régions plus froides que le berceau de leur race,
ils peuvent tenter un pas pour se rapprocher à nouveau
des basses latitudes. C'est à peine si un Provençal se
dépayse en passant de Marseille à Alger, où, il est vrai, le
mistral ne le poursuit pas. A Blida, l'habitant de Nîmes
peut se croire chez lui. Le paysan de l'Ardèche retrouve ses
montagnes en Kabylie : peut-être y éprouve-t-il quelque
surprise en découvrant partout des oliviers magnifiques,
plus nombreux et plus beaux que ceux de son pays.
Pour eux tous, traverser la Méditerranée, c'est faire du
petit acclimatement. A un degré moindre, les habitants du
versant girondin trouvent encore des facilités réelles pour
s'établir en Algérie. Mais, tous les Français nés au nord de
la Loire abordent déjà le redoutable problème du grand

acclimatement dès qu'ils cherchent à fixer leur demeure sur un point quelconque de nos possessions Berbères. Quant aux aborigènes des rives de la Manche et du bassin froid et brumeux de la mer du Nord, le succès est pour eux à peu près impossible.

En dehors du fait spécial de l'immigration fournie par la métropole, le concours actif de la France restera indispensable pendant de longues années pour mener l'Algérie à sa majorité. De nombre trop faible encore, la population européenne ne saurait dès maintenant soutenir à elle seule une lutte efficace contre les insurrections arabes, toujours à redouter. Il ne lui est pas possible, non plus, de tirer de son propre sein, en quantité suffisante, les ressources pécuniaires nécessaires à l'exécution des immenses travaux d'assainissement dont il a été parlé plus haut. Mais, aux colons français incombe le devoir de ne pas laisser improductifs les sacrifices de la mère patrie : s'inspirer, pour eux et pour leurs enfants, des meilleurs préceptes de l'hygiène, doit être leur première, leur constante préoccupation (il est à noter ici que la thérapeutique moderne leur offre, en la quinine, une substance antifébrile merveilleuse inconnue des Romains); puis, comme rien dans leur jeune formation sociale ne rappelle la classe ouvrière du sol, robuste, opiniâtre, tenace, dès longtemps constituée par notre vieux paysan gaulois; comme l'agriculture a de rudes labeurs sous le ciel algérien, ils se montreront pleins de sagesse en confiant les plus pénibles travaux des champs aux indigènes, auxiliaires indispensables de leur tâche laborieuse, qu'ils doivent traiter avec douceur afin de les conduire sûrement par la justice à l'oubli de notre domination. Ils ont aussi à multiplier leurs alliances avec les races espagnole, maltaise, sicilienne, arabe, dont l'acclimatement n'est pas contesté; car l'accroissement de la natalité viable sera d'autant plus rapide que l'expression d'une gamicie contractée dans ces conditions particulièrement favorables se traduira par un chiffre plus élevé. Sans doute, en procédant ainsi, l'on n'obtiendra point une race française pure. Mais combien il serait puéril de vouloir poursuivre sur le sol Berbère un idéal qui n'existe nulle part en France, pas plus à Paris qu'à Lyon, à Bordeaux qu'à Strasbourg, à Lille ou à Rennes qu'à Toulouse et à Montpellier. Implanter en Algérie le langage, les mœurs, la civilisation, l'esprit de la métropole, voilà le but possible, le vrai, le noble but à atteindre. Par là notre riche colonie, à la gloire de la France, vivra la longue vie d'un peuple dans le cours des siècles futurs. Déjà l'avenir s'annonce plein de promesses pour elle, et bientôt elle sentira renaître à la lumière du beau soleil d'Afrique la splendeur évanouie d'Hippone et de Carthage.

Juillet 1877.

DE LA CLASSIFICATION GEOGRAPHIQUE

DES MALADIES [1]

~~~~~~~~

> L'homme ne nait, ne vit, ne souf-
> fre, ne meurt pas d'une manière iden-
> tique sur tous les points de la terre
> (Boudin, *Traité de géographie et de
> statistique médicales*. Introduction).
>
> Les études de géographie médicale...
> ne peuvent manquer de devenir un
> complément indispensable de notre
> instruction (Dutroulau, *Maladies des
> Européens dans les pays chauds*.
> Préface).

§ I. — AVANT-PROPOS

Ni les plantes, ni les animaux ne vivent indifféremment
sous toutes les latitudes. Il y a là une loi de la nature à laquelle n'échappent pas eux-mêmes les divers types humains.

Le grand acclimatement, en effet, semble avoir été jus-

----

[1] *Gazette des hôpitaux civils et militaires* : 1867.
Aucune production scientifique ne saurait avoir vieilli plus complètement que cette monographie depuis la date de sa publication première :
elle n'est donc reproduite ici qu'à titre de document.

qu'ici fatal à l'homme. L'homme qui passe brusquement d'un climat à un autre dépérit et ne forme pas souche, ou sa descendance disparaît en un temps plus ou moins limité ; il voit s'abaisser la durée moyenne de sa vie, et le principe de l'affection qui l'emporte, il le trouve au pays d'adoption, car, en quittant les rivages du sol natal, il a laissé derrière lui le cortège presque entier des maladies dominantes de sa mère patrie.

C'est que, elles aussi, les maladies ont besoin d'un milieu favorable pour se développer ; elles ne germent pas en tout lieu avec une égale facilité, et les symptômes par lesquels elles se traduisent varient beaucoup d'intensité suivant de multiples circonstances qu'il n'est pas toujours aisé d'apprécier exactement ; mais la recherche instructive et pleine d'intérêt des conditions indispensables à leur développement montre que, pour une même race, l'influence climatérique domine fortement toutes les autres influences.

Cependant, quelque important que soit un tel sujet, il n'a pas encore donné naissance à des travaux didactiques suffisamment complets et satisfaisants. Les traités de pathologie, il est vrai, essaient bien pour la plupart de reconnaitre quelle est l'action du climat sur la production de chaque maladie en particulier ; il a bien été publié des ouvrages spéciaux ayant trait aux manifestations morbides les plus communes de telle ou telle région, de telle ou telle zone ; mais peu d'auteurs ont cherché à classer méthodiquement d'après leur inégale répartition à la surface du globe l'ensemble des nombreuses affections qui frappent l'espèce humaine.

Si les différents modes d'altération de la santé dans un climat donné n'avaient entre eux aucun rapport ; si chaque affection déterminée, sans autre raison appréciable que le caprice du hasard, envahissait à l'aventure des régions placées sous les latitudes les plus diverses, tout en épargnant les contrées voisines, la géographie médicale ne

serait pas plus susceptible d'une étude systématique, ni
d'une classification, que la géographie administrative des
peuples, et n'aurait comme vue d'ensemble qu'un but d'u-
tilité fort restreint. Mais, pour peu qu'on y réfléchisse, il
est facile de se convaincre que les choses se passent tout
autrement ; on reconnaît vite que nombre de maladies s'é-
chelonnent avec une certaine régularité de l'équateur aux
pôles, et l'on s'aperçoit en outre de ce fait bien remarquable que celles qui sont plus particulières à chaque climat
se trouvent aussi rapprochées les unes des autres dans les
cadres nosologiques accoutumés des ouvrages de pathologie, c'est-à-dire qu'elles ont entre elles des rapports organiques, étiologiques et symptomatiques plus ou moins caractérisés.

Cependant, nos connaissances scientifiques ayant trait
à ce chapitre important de la pathologie générale des na-
tions sont encore trop vagues, trop incomplètes, trop vi-
des de statistiques satisfaisantes pour qu'il ne soit pas très
difficile à quiconque de les traiter avec toute la précision
et toute la sûreté de jugement désirables. C'est assez dire
que je ne compte nullement approfondir ici un sujet entouré d'un aussi vaste horizon. Mon travail, qui s'enferme
au contraire dans les proportions les plus réservées, prend
pour unique tâche, en s'appuyant sur quelques-uns des
faits les plus connus et les mieux établis, d'indiquer le but
plutôt que de l'atteindre, et demeure simplement, en définitive, une *contribution* à une étude particulière, plutôt
qu'il ne fournit un exposé complet du sujet.

Que si l'éclaircissement d'une telle question pouvait ne
pas présenter aux yeux de tout le monde des avantages
pratiques incontestables, je me bornerais à faire remarquer, entre cent bonnes raisons pour montrer le contraire,
de quel secours sa connaissance doit être aux médecins des
colonies qui font leurs études en Europe, et aux praticiens
des armées que leur position mène chaque jour dans les
parages les plus dissemblables. Celui qui étudie en France

pour pratiquer ensuite aux Antilles ou ailleurs doit savoir, sous peine des plus cruelles déceptions, que les choses ne se passent pas partout comme sur les bords de la Seine ou du Rhin. Si, au début de notre conquête de l'Algérie, la nature et les causes des maladies qui y sévissent avaient été mieux connues d'avance, les premiers médecins auraient trouvé moins de mécomptes en y arrivant ; leur hygiène et surtout leur thérapeutique se seraient donné tout d'abord les saines allures qu'elles ont prises depuis, à la suite de douloureux enseignements auxquels il ne leur fut pas possible de se soustraire alors.

Ainsi donc, la thérapeutique et l'hygiène, qui sont, par le fait, l'une la base et l'autre le couronnement de l'édifice médical, ont beaucoup à gagner en pratique au progrès des connaissances géographiques des maladies. Cela suffit amplement pour autoriser les recherches qui s'engagent dans une pareille direction.

Bien qu'il soit plus difficile encore de fixer les limites géographiques entre lesquelles peuvent se produire les diverses manifestations morbides que de dire exactement où commence un climat et où il finit, il est néanmoins possible, au point de vue de l'inégale distribution des maladies sur la terre, de les ranger avec assez d'exactitude en trois grandes classes que j'examinerai successivement sous les titres de : *Maladies des pays froids, Maladies des pays chauds* et *Maladies de tous les climats.*

L'action des climats intermédiaires et des climats partiels comporterait des subdivisions, elles-mêmes fort importantes encore, établies sur les conditions locales, lesquelles varient d'ailleurs à l'infini suivant l'altitude, la direction des vents dominants, le voisinage ou l'éloignement des mers. Leur étude m'entraînerait bien au delà de la tâche que je me suis proposé de remplir ; je ne m'y engagerai pas.

§ II. — MALADIES DES PAYS FROIDS

Par maladies des pays froids, j'entends désigner les affections morbides qui sévissent avec leur plus forte intensité dans une zone comprise entre le pôle, ou plutôt le cercle polaire (le pôle étant inconnu) et le quarantième degré de latitude environ, zone qui renferme dans notre hémisphère l'Europe presque tout entière. Là, mieux que partout ailleurs, s'exécutent avec activité, avec régularité, avec harmonie, la plénitude des fonctions physiques et des opérations intellectuelles ; l'appétit est bon, les digestions se font bien et le tempérament sanguin appartient à la majorité des individus. Sans doute, il est vrai, le tempérament lymphatique, négation évidente du précédent, se montre abondamment autour de lui ; mais on ne saurait voir là qu'une antinomie dans les termes ; il n'en existe point au fond, car « la manière dont le tempérament lymphatique a été envisagé par les hygiénistes les plus récents, dit Michel Lévy, nous le donne plutôt comme un état morbide que comme une variété d'organisation régulière ; ils ont décrit l'atonie de tout le système (Rostan), l'anémie, la cachexie scrofuleuse, non un état physiologique qui, malgré le relief d'un système général et la spécialité du sang, comporte l'intégrité durable des fonctions. » Et plus loin, il ajoute : « C'est un type enté sans doute sur l'organisme humain par le vice persévérant des influences extérieures, » telles que l'humidité du lieu, l'insalubrité de l'habitation et la mauvaise qualité de l'alimentation, « ou par la solidarité ascendante de la corruption [1]. » Apanage malheureux d'êtres humains qu'un certain nombre d'influences internes et de causes extérieures empêchent plus ou moins de participer aux avantages géné-

---

[1] Michel Lévy, *Traité d'Hygiène* ; J. B. Baillière, 1857.

raux de leur climat, le lymphatisme est donc, non un tempérament, mais un état morbide incontestable.

Du relief prédominant du système sanguin résulte une tendance marquée aux hémorragies actives et aux inflammations ; aussi, les affections de cette nature l'emportent-elles sur toutes les autres dans les pays froids ; elles s'y montrent avec leurs symptômes les plus accentués et leurs désordres anatomiques locaux les mieux caractérisés : les réactions sont intenses, les plaies suppurent abondamment et se compliquent facilement d'érysipèle, tandis que dans les pays chauds, au contraire, les inflammations pures sont beaucoup plus rares et semblent avoir une gravité infiniment moindre ; les traumatismes n'y sont suivis que d'une réaction médiocre. On ne saurait donc éprouver aucune surprise quand M. Cavaroz constate, sur les hauts plateaux du Mexique, la rareté de l'érysipèle, du phlegmon, « des accidents inflammatoires des plaies en général, » et quand il dit que sur six amputations pratiquées après le combat de Majoma, l'une de cuisse, sur le champ de bataille même, deux de jambe et trois des membres supérieurs, toutes furent suivies d'un plein succès ([1]).

Toutefois, M. Cavaroz n'explique pas le résultat de ses observations par le climat seul, car il fait aussi la part très large à une condition particulière tenant au fort allègement local de la pression atmosphérique par la grande altitude, dont l'action déprimante agit d'ailleurs sur l'organisme dans le même sens que la haute température. Mais nos confrères d'Algérie pratiquent presque partout dans des plaines ou sur des plateaux dont l'élévation ne dépasse qu'exceptionnellement le niveau moyen des régions habitées en France, et ils savent avec quelle bénignité de symptômes les plaies des Arabes marchent en général vers

---

([1]) Cavaroz, *Recueil des mémoires de médecine et de chirurgie militaires,* décembre 1865.

la guérison, comme aussi celles des colons (à un moindre degré cependant) qui sont établis en Afrique depuis assez longtemps pour que leur organisme ait été sensiblement modifié par le climat.

Lors donc que deux plaies traitées par les mêmes moyens, l'une dans un hôpital de France, l'autre dans un hôpital d'Algérie, tendent inégalement vers la guérison ; que le même fait est souvent constaté dans le même sens, la différence des climats ne devient-elle pas prépondérante pour rendre compte de la différence observée dans la marche vers le résultat final ?

Cette différence est tout en faveur du climat le plus chaud.

Ici, il sera indispensable de recourir à la statistique pour préciser les faits. Je regrette de n'avoir à ma disposition aucun document qui me permette de l'essayer. Il faudrait, par exemple, établir pour l'Algérie le rapport des guérisons aux insuccès dans les diverses amputations, afin de le comparer ensuite à un tableau analogue dressé en France pour les amputations correspondantes. Un travail de même nature sur les désordres qui peuvent accompagner l'accouchement, la question d'infection étant mise à part, serait aussi fort désirable, et, comme par l'acte de la parturition il se produit un traumatisme qui n'a rien de particulier dans son essence, l'analogie permet de penser que les accouchées doivent être moins sujettes aux péritonites et autres accidents inflammatoires de l'état puerpéral dans les pays chauds que dans les pays froids. C'est surtout aux médecins des climats chauds à nous éclairer sur ces divers points, en nous fournissant de bonnes statistiques que l'on puisse comparer ensuite à ce que nous savons déjà pour les malades de nos contrées.

Mais revenons aux inflammations de cause non traumatique.

Les inflammations aiguës surviennent le plus souvent à l'occasion de variations brusques de température, notamment si l'humidité atmosphérique augmente en même temps.

Dans la région tempérée des climats froids, en France par exemple, c'est à la suite d'un abaissement thermométrique rapide déterminé par une pluie qu'apparaissent d'ordinaire les affections aiguës des voies respiratoires, du cœur, des articulations ; tandis que vers les pôles un phénomène pathologique analogue se produit, en sens inverse pour ainsi dire, quand, après un froid sec, la température ambiante s'élève au-dessus de zéro, et augmente, par conséquent, l'humidité de l'air. Alors, « les coryzas, les bronchites surviennent d'une manière épidémique, ainsi que J. Bellot en fait la remarque [1], » et beaucoup de voyageurs qui ont joui d'une santé parfaite au milieu des glaces polaires tombent malades au retour, malades de rhumatisme surtout.

En dehors des perturbations atmosphériques, les causes morbides sont rares dans les régions glaciales, car les émanations telluriques, qui déterminent les grandes épidémies des pays chauds et dont l'action est encore très sensible dans les parties tempérées de la zone froide, sont presque nulles vers les pôles, en raison de l'abaissement excessif de la température ; aussi les observateurs sont-ils tous d'accord pour constater la salubrité de ces contrées extrêmes. « La pêche de la baleine retient pendant des années entières nos marins dans les parages les plus rigoureux, sans que leur santé en éprouve aucun dommage ; les équipages des capitaines Ross, Parry, Franklin, Dumont d'Urville, ont vécu sans maladie au milieu des glaces [2]. — Sur trois cents hommes de la *Résolute* qui ont passé trois ans sous les pôles à la recherche de Franklin, il n'en

---

[1] Jules Rochard, *Dictionnaire de médecine et de chirurgie pratiques* ; article *Acclimatement*.

[2] Michel Lévy, *Traité d'Hygiène : Acclimatement*.

est mort que six, qui ont succombé à des maladies de cœur ([1]). — Le docteur Donnet, qui était attaché à l'expédition du capitaine Austin en 1850 et 1851, rapporte qu'en vingt mois il ne perdit qu'un seul homme, mort de froid, sur un total de 180, qui revinrent bien portants ([2]), etc. »

Cependant, si les adultes de la race caucasienne jouissent d'une bonne santé au delà des cercles polaires durant deux ou trois années, il ne s'ensuit pas du tout que leur race puisse s'y acclimater.

Loin de là.

Ainsi, déjà même à St-Pétersbourg, les décès surpassent constamment les naissances ([3]), car la mortalité de la première enfance y est excessive, et en Islande, la population d'origine norvégienne décroit, tandis que les Esquimaux du Groënland vivent à l'aise dans ses frimas.

Quoi qu'il en soit, les climats très froids sont salubres pour l'adulte; il n'y rencontre aucune des grandes épidémies qui le déciment sous les tropiques; une hygiène intelligente le préserve du scorbut, et les maladies inflammatoires aiguës, peut-être moins communes qu'en France par suite de la faiblesse des variations thermométriques ([4]), sont les seules qu'il ait à y redouter.

Il est une maladie, la fièvre typhoïde, qui diffère sensiblement de la plupart des affections de notre pays, où elle est très commune, tandis qu'elle présente quelque rapport avec les maladies des tropiques, où, au contraire, elle est « rare et presque toujours modifiée ([5]). » La pro-

---

([1]) Jules Rochard, loc. cit.

([2]) Charles Martins, *Revue des Deux-Mondes*, 15 janvier 1866.

([3]) Bertillon, *Dictionnaire encyclopédique des sciences médicales*, article *Acclimatement*.

([4]) « La température est d'une uniformité remarquable. » — Ch. Martins, journal *Le Tour du Monde*, 1865, 2me semestre.

([5]) Dutroulau, *Traité des maladies des Européens dans les pays chauds*. J. Baillière, 1861.

priété qu'elle a de se communiquer d'individu à individu, quelque faible qu'elle soit, n'en paraît pas moins
réelle et semble révéler l'existence d'un ferment analogue
à celui du choléra ou à celui de la fièvre jaune. Comme
les fièvres éruptives, qui se sont acclimatées partout;
comme la fièvre jaune, comme la peste, dont les foyers
sont assez localisés aujourd'hui, elle n'attaque guère le
même individu qu'une fois en sa vie; ses troubles nerveux
atteignent le plus souvent un degré très élevé, et les désordres anatomiques qu'elle présente ne sont vraisemblablement pas primitifs. Si cette affection existe dans les régions
tropicales, elle y perd un élément inflammatoire se révé-
lant par les désordres intestinaux si manifestes que nous
voyons chez nous. De là une durée et une gravité moindres
qui peuvent la faire passer indistincte parmi les fièvres
locales, auxquelles elle emprunte peut-être uniquement
alors son caractère le plus dangereux. Les nouveaux venus
dans ces régions, tant qu'ils ne sont pas encore épuisés par
la chaleur, que leur appétit est conservé, que leur intestin
grêle fonctionne activement, que leur sang est riche, sont
seuls susceptibles d'avoir la fièvre typhoïde pure, et, ainsi
que je l'ai déjà écrit ici même l'année dernière [1], le temps
de cette aptitude varie suivant que l'épuisement est plus
ou moins rapide; il est d'autant plus court que le climat
est plus chaud.

§ III. — MALADIES DES PAYS CHAUDS

Les maladies des pays chauds se développent avec
toute leur énergie dans une vaste zone qui s'étend au nord
et au sud de l'équateur jusqu'aux trente-cinquièmes et qua-

---

[1] *Un Episode médical en Algérie; Gazette des Hôpitaux,* juillet
et août 1865.

rantièmes degrés de latitude. La chaleur, avec les émanations telluriques qu'elle provoque activement, émanations dont la nature intime est encore inconnue, en sont les causes [1] principales. Elles se traduisent surtout par des symptômes nerveux généraux, très marqués le plus souvent; quant à leurs désordres anatomiques, presque toujours consécutifs, ils sont parfois fort mal définis.

Les individus de la race âryenne perdent rapidement leur appétit dans une région où la chaleur accablante impose un grand besoin de repos et de sommeil : les digestions se font mal, le sang s'appauvrit et ne stimule plus suffisamment le cerveau, dont les fonctions deviennent alors languissantes.

Avec l'affaiblissement physique augmente la facilité d'imprégnation des miasmes telluriques, déjà grande d'ailleurs chez tout immigrant. Des affections qui en résultent, les unes n'attaquent l'homme qu'une fois en sa vie; il se trouve ensuite, par cela même, en quelque sorte, vacciné contre toute nouvelle atteinte. Les autres, au contraire, s'acharnent sur lui avec une persistance désespérante. Contre celles de cette deuxième catégorie, il semble qu'il n'y ait pas d'acclimatement possible pour la plupart de ceux qui en ont une fois subi la première atteinte: je dis la plupart, car pour quelques rares élus, la maladie s'épuise et disparaît à la longue; mais il n'en demeure pas moins vrai que presque tous les frébicitants dans un pays de fièvre intermittente, et les dysentériques, courent de récidive en récidive, et ont d'autant moins de chance de combattre leur affection avec succès que leur résidence au milieu du foyer d'infection se prolonge davantage.

Ceux des Européens qui ont été assez favorisés pour passer les premières années de séjour sans atteinte mor-

---

[1] Actuellement on dit : *les facteurs.*

bide semblent dès lors participer en quelque mesure de l'immunité relative dont jouissent les races autochtones. Cela est vrai même pour la fièvre jaune : quand l'étranger a réagi contre elle en traversant plusieurs épidémies sans en être frappé, il y a grande probabilité qu'il ne le sera pas dans l'avenir, ou ne le sera que légèrement, parce que durant son long séjour sur le sol maritime d'où elle naît, il en a subi peu à peu « les influences lentes et bénignes (¹), » et a gagné, par cela même, sans secousse, les bénéfices de l'acclimatement pathologique, comme il arrive assez communément pour le créole et pour l'indigène. Un tel état de choses joint à la particularité de non récidive inhérente à la fièvre jaune suggère, à priori, l'idée qu'elle s'oppose moins fatalement à l'implantation des races européennes dans les contrées où elle règne que la présence au même degré d'intensité des maladies à récidive ; vue purement théorique, il est vrai, que je ne saurais étayer d'aucune donnée probante.

Le phénomène de l'accoutumance à la fièvre jaune s'opère sur l'indigène comme sur l'étranger, car l'immunité dont on a pu le croire doué a été démentie par la mort d'Indiens de l'intérieur venus sur le littoral en temps d'épidémie. D'un autre côté, les épidémies de Cayenne et du Sénégal ont amplement démontré que les nègres ne trouvaient pas non plus en eux-mêmes un préservatif souverain contre l'endémie spéciale au golfe du Mexique. C'est donc comme conséquence de l'acclimatement sur ces plages insalubres, et non d'après un privilège de race, qu'on a pu dire avec raison « qu'un quart de sang nègre vaut mieux pour braver la fièvre jaune que la vaccine pour la variole (²) ; » ainsi compris, cet aphorisme gagnerait en-

---

(¹) Dutroulau, loc. cit.

(²) Note, d'après Bertillon, *Dict. encyclopédique des Sciences médicales.*

core vraisemblablement beaucoup en exactitude par sa
généralisation à tous les aborigènes, y compris les créoles
eux-mêmes.

Lorsque la débilitation tropicale précède l'acclimatement pathologique au lieu d'en être une conséquence, l'individu se trouve dans des conditions très défavorables relativement aux maladies de la zone torride. C'est ainsi que
les Mexicains des hauts plateaux descendant à la Vera-Cruz
ont plus à souffrir de la fièvre jaune que les Européens récemment arrivés ; c'est ainsi que le choléra sévit avec
toute sa vigueur lorsqu'il envahit des régions chaudes où
il n'est pas endémique, comme on a pu le voir au Caire et
dans la récente épidémie de la Guadeloupe, où la mortalité
s'est élevée au chiffre extraordinaire de 8 décès par 100 habitants ; si l'affection avait agi chez nous avec tant d'énergie que dans notre petite colonie, placée sous le 16e degré
de latitude nord, on aurait eu à enregistrer 130,000 à
150,000 décès de cholériques à Paris pendant l'invasion du
fléau en 1865, tandis qu'on n'en a pas compté 7,000 ; c'est-
à-dire que la proportion des cas de mort survenus parmi la
population parisienne est à la proportion des cas de mort
fournis par la population de la Guadeloupe, à peu de chose
près, comme 1 est à 16. Différence considérable, on le
voit, tellement considérable même que la raison que j'en
donne ne suffit sans doute pas à l'expliquer de tout point :
il n'est pas surprenant, en effet, que le choléra atteigne un
degré supérieur d'activité en présence de conditions climatériques sensiblement analogues à celles des contrées où
il prend naissance.

Les manifestations pathologiques issues des miasmes
telluriques varient suivant les lieux : ici la fièvre jaune ; là
le choléra ; ailleurs la peste : presque partout les fièvres intermittentes et la dysentérie. On en trouvera peut-être un
jour l'explication dans la connaissance exacte des débris
organiques particuliers à chaque contrée, ou par l'étude
approfondie de la faune encore si peu connue des infini-

ment petits (¹). En attendant, il faut bien l'avouer, le mot collectif de miasmes n'est qu'un terme dépourvu de sens précis, servant à désigner des causes morbides dont la nature intime nous échappe complètement encore, mais dont les effets ont une évidence telle que l'esprit s'habitue vite à les considérer comme des réalités bien connues.

Si les miasmes diffèrent nettement les uns des autres par la diversité des affections qu'ils engendrent, ils doivent avoir, au contraire, beaucoup d'analogie dans leur nature intime comme aussi par leur manière d'être, et je suis fort tenté de leur appliquer à tous ce qu'écrit M. Mêlier sur le poison de la fièvre jaune : « On se sent amené, comme malgré soi, dit-il, à se demander si les accidents de la nature de ceux auxquels nous avons assisté ne se rattachent pas au grand phénomène de la fermentation, lequel, bien différent des réactions chimiques ordinaires, semble appartenir tout autant à la physiologie qu'à la chimie proprement dite, en ce sens qu'une sorte de vie s'y révèle partout (²) ; » c'est-à-dire que, dans ma pensée, les miasmes appartiennent tous à un même règne de la création, et que, au lieu de se ranger au bas de l'échelle parmi les minéraux, ils prennent place sur un degré plus élevé, à côté d'autres êtres appartenant au règne de la matière vivante.

Aussi, à l'exemple des animaux et des plantes des pays chauds, les maladies des régions tropicales montrent-elles une certaine facilité, surtout à la faveur de la saison chaude, à gagner des latitudes australes et boréales très éloignées de leur point de départ : on a vu la fièvre jaune à Barcelone et à St-Nazaire ; le choléra a ravagé Moscou, et des affections telles que la variole, autrefois inconnue chez

---

(¹) La microbiologie nous dévoile et nous explique maintenant cela tous les jours.

(²) Mêlier, *Relation de la fièvre jaune survenue à St-Nazaire en 1861. Gazette Hebdomadaire de Médecine*, 1863.

nous, se sont en quelque sorte acclimatées partout, si bien qu'elles prennent place aujourd'hui parmi les affections de tous les pays. Sous ce rapport, le choléra pourrait bien les imiter un jour, si ce n'est déjà fait.

Cette extension aux pays froids des maladies plus particulières aux régions chaudes a lieu de deux manières : ou bien, comme il arrive pour la fièvre intermittente, l'affection se développe sur place, par une température suffisamment élevée agissant sur un terrain convenable ; ou bien, comme fait le choléra, la maladie chemine avec les relations sociales, et alors les germes transportés se développent çà et là èn foyers locaux d'infection, à moins, sans me « servir de termes sur la signification desquels tout le monde n'est pas d'accord, » que la maladie ne se transmette de l'homme malade à l'homme bien portant « par la reproduction au sein de l'organisme malade de miasmes analogues à ceux qui ont déterminé la maladie et qui vont agir à distance sur un organisme sain, » ainsi que M. le docteur Crouillebois l'écrit, à propos de la fièvre jaune, dans une monographie fort remarquable de l'épidémie de 1862 à la Véra-Cruz (¹).

Parmi les maladies des pays chauds, il en est qui peuvent paraître de nature purement inflammatoire au premier abord ; mais ce sont là exceptions plus apparentes que réelles, car on est presque toujours amené à soupçonner au fond l'élément miasmatique ou réputé tel. Les symptômes irritatifs s'expliquent par la suractivité fonctionnelle imprimée par le climat aux organes qui en sont le siège ; ils ne fournissent nulle indication d'un traitement antiphlogistique énergique. Ainsi, le foie travaille activement et il survient des hépatites ; on voit aussi, sous l'influence de la chaleur, se produire des éruptions, sorte de

---

(¹) Recueil des mémoires de médecine et de chirurgie militaires : décembre 1863.

révulsion contribuant aux constipations fréquentes, irritantes pour le gros intestin, et puis apparaît aisément la dysentérie quand, par un abaissement de température, la révulsion cutanée à laquelle l'organisme est fait vient à diminuer ou à disparaître brusquement. De telles conditions suffiraient sans doute à faire comprendre les inflammations dont je parle ; néanmoins les auteurs admettent volontiers l'élément miasmatique dans l'étiologie de l'hépatite et de la dysentérie, et pour moi, je crois que c'est bien là leur cause principale. En effet, ces affections s'amendent par l'assainissement des localités, comme on le constate déjà en Algérie, où les dysentéries ont très sensiblement perdu de leur fréquence depuis les premiers temps de notre conquête, et les hépatites graves y sont devenues simultanément de rares exceptions.

L'ophtalmie, en sa multiplicité, pourrait de même se comprendre par la double action irritante sur l'œil d'une lumière vive et du sable des vents, mais, de toute évidence, l'infection n'est point étrangère non plus à la production de cette affection contagieuse.

Ainsi donc, la richesse du sang, condition principale de l'inflammation pure étant exceptionnelle dans les pays chauds alors qu'un élément infectieux s'y révèle presque partout au contraire, il est rationnel et prudent de soupçonner toujours cet élément derrière les inflammations spéciales aux zônes torrides, afin d'agir en conséquence.

Le miasme à fièvre intermittente est de tous le plus répandu ; son développement nécessite une chaleur humide ; il acquiert sa plus haute puissance au voisinage des marais ; toutefois, un terrain marécageux ne lui est pas indispensable, car il révèle aussi fréquemment sa présence sur un sol montagneux, où il fermente même parfois avec une extrême activité, quand la terre vient à être momentanément humectée par les pluies.

En retour, les marécages ne constituent pas nécessairement partout une cause d'insalubrité : de même, en effet, qu'il est des fièvres intermittentes sans marais, il y a des marais sans fièvres intermittentes, absolument comme il existe des deltas et des rivages bas, humides et chauds sans choléra ni fièvre jaune. En Nouvelle-Calédonie, à Taïti, où la température moyenne atteint 22 à 24 degrés, on ne voit pas de fièvres intermittentes, quoique les marais y soient nombreux ; pas d'hépatites ni de dysentéries graves, non plus, preuve nouvelle que la chaleur est par elle-même impuissante à produire ces maladies ; elles exigent bien évidemment en outre la présence d'une cause tellurique, et, par suite, je ne saurais trop le redire, on n'est nullement autorisé à les rapprocher outre mesure des affections inflammatoires des pays froids, dont l'origine est toute différente.

Ainsi donc, une température élevée favorise le développement ou la volatisation des agents subtils qui déterminent la plupart des affections tropicales, mais elle ne peut créer ces affections ; la préexistence d'un germe ou la production d'un ferment dont la nature varie suivant les lieux est indispensable pour cela. Certaines contrées recèlent plusieurs de ces principes morbides ; d'autres, au contraire, en sont à peu près dépourvues et se font remarquer par leur salubrité ; l'état du sang y met à l'abri des maladies inflammatoires communes aux contrées froides, tandis que leur sol n'engendre pas les affections des pays chauds. Toutefois, il peut arriver ici, comme dans les régions très froides, que le climat soit par lui-même un obstacle à la perpétuation de l'espèce en augmentant la mortalité de l'enfance, ou même en diminuant la fécondité. Il s'ensuit que le difficile problème de l'acclimatement dans les pays chauds est subordonné à la suppression ou tout au moins à l'atténuation de deux grands principes morbides : haute température, émanations tellùriques. Contre le premier, nous ne pouvons que fort peu de chose ; son importance morbigène semble, par bonheur, relativement secondaire, et les quelques soins hygiéniques que nous sommes à même de lui opposer suffisent à conjurer une partie notable de son action malfaisante. Beaucoup plus redoutable est la puissance du dernier ; où il manque, les races européennes peuvent se perpétuer, ou du moins, cela est-il presque certain. Tout porte à croire, par exemple, que les Boërs, hollandais d'origine, vivent et se multiplient dans le sud de l'Afrique sans aucune communication avec l'ancienne métropole, de même aussi que les Petits-Blancs de la Réunion se perpétuent dans l'intérieur de l'île en dehors de toute nouvelle immigration européenne. A vrai dire, la certitude sur ce point n'est pas absolue, parce que les faits qui tendent à l'établir ne s'appuient pas sur des données numériques positives, qui seules pourraient faire foi ([1]) ; cependant, ils ont une probabilité suffisante pour permettre de penser que s'il existait un moyen de détruire les influences miasmatiques jusque dans leurs racines, la question de l'acclimatement, très indécise encore, aurait fait un grand pas. Sans être absolument muette sur ce point, la science laisse, par malheur, beaucoup à désirer ; elle ne nous indique guère d'autre remède que l'ensemble des grands travaux connus sous la dénomination de travaux d'assainissement, et comme les foyers d'infection sont nombreux et considérables, la tâche de la civilisation est immense. Il est encourageant toutefois de considérer que la culture se plaçant au premier rang des modificateurs hygiéniques du sol, les effets favorables obtenus par son concours se doublent de tous les autres avantages que répand autour d'elle une agriculture florissante ; mais les premiers colons des régions chaudes où sévit le tellurisme n'en payeront pas moins de leur existence un bienfait qu'ils lègueront à leurs successeurs sans en avoir joui eux-mêmes, comme cela s'est vu en Algérie aux premiers

---

([1]) Bertillon, Loc. cit.

temps de l'occupation française, et s'y voit encore dans les postes de nouvelle création.

Ici, je prie le lecteur de me permettre une digression au sujet de l'acclimatement des Européens dans notre grande colonie africaine, dont la prospérité intéresse la France au plus haut degré.

Le résultat favorable acquis par l'assainissement sur des points autrefois très insalubres, tels que Bône, Aumale, Boufarick, aujourd'hui déjà parfaitement habitables, permettent d'avoir foi dans l'implantation de la race latine sur le sol algérien, bien que cela ait pu paraître douteux à des esprits fort éclairés. La disparition complète des Romains après plusieurs siècles de domination sur les mêmes lieux constitue un argument contraire d'une valeur insuffisante pour imposer la conviction ; disparition dont le commentaire ne saurait être rapporté tout entier au climat, car la température du Tell ne diffère pas beaucoup de celle de l'Italie, et la salubrité dans la campagne de Rome n'est pas supérieure actuellement à celle de l'Algérie. On en trouverait des raisons de tout point satisfaisantes parmi les évolutions politiques et sociales du grand peuple en décadence : ne voulant m'engager ici dans aucune considération historique, je me bornerai à dire que les Romains devenus faibles ont disparu d'Afrique autrefois par absorption, ou par refoulement et destruction, comme les Indiens de l'Amérique septentrionale disparaissent aujourd'hui devant la force exubérante de la race anglo-saxonne.

Et puis, l'hygiène des Romains en face de l'endémie algérienne était peut-être inférieure à la nôtre, et ils ne possédaient pas la quinine comme moyen curatif.

Toujours est-il que les données statistiques relevées depuis notre conquête montrent les naissances supérieures aux décès chez les Maltais, chez les Italiens et chez les Espagnols ; même ces derniers se multiplient en Algérie plus qu'en Espagne. Pour les Français, le chiffre des décès surpasse encore celui des naissances ; mais, comme il tend fortement à s'amoindrir de jour en jour, il n'est point douteux que les proportions seront complètement renversées dans un avenir prochain.

L'espoir fondé sur ce qui se passe depuis 35 ans au sud de la Méditerranée trouve encore ailleurs une excellente raison à son appui : si, en effet, comme cela est à peu près certain, les Français se perpétuent à l'île Bourbon, sous le 21e degré de latitude australe, on peut affirmer que l'Algérie leur permettra de vivre sur son sol assaini, attendu que ses côtes, placées vers le 36e degré de latitude nord (environ 15 degrés plus loin de l'équateur que la Réunion), ne sont séparées des côtes méridionales de la France que par une distance qui n'égale même pas la longueur de la France du sud au nord, c'est-à-dire qu'il y a moins loin de Marseille à Alger que de Dunkerque à Marseille.

J'en suis donc persuadé, nous nous acclimaterons en Algérie ; toutefois, notre implantation y sera d'autant plus rapide, elle y réussira d'autant mieux que nos croisements avec les Espagnols s'y multiplieront davantage.

Ce que j'ai dit plus haut touchant les moyens hygiéniques à employer pour se défendre contre les miasmes à fièvres intermittentes s'applique également aux émanations morbifiques de toute nature, avec cette particularité aggravante, toutefois, que les difficultés augmentent quand le miasme possède la propriété de se transporter d'un lieu à un autre, de se reproduire où il rencontre des conditions favorables à son développement, et d'agir à distance ; nous restons alors presque impuissants contre sa propagation, car les cordons sanitaires dont s'entourent les villes et les peuples réussissent à peine, le plus souvent, à retarder de quelques jours la marche du fléau. Quand la maladie chemine par terre, il est à peu près impossible de l'empêcher d'avancer quelle que soit la rigueur des mesures prises contre elles. Par mer, des difficultés considérables se présentent encore, mais elles ne paraissent pas absolument insurmontables, comme il semble résulter de ce qui s'est passé pour la Grèce devant l'invasion cholérique de 1865, à laquelle la nation hellénique a su échapper par l'établissement de quarantaines intelligentes sagement observées [1].

§ IV. — MALADIES DE TOUS LES CLIMATS

Par affections de tous les climats, il faut entendre celles qui se montrent avec une intensité et une fréquence sinon égales, du moins assez marquées dans toutes les régions du globe. Elles ne se rattachent directement ni à l'une ni à l'autre des deux grandes causes morbifiques si manifestement influencées par le climat : état du sang, émanations telluriques.

Telles sont les fièvres éruptives, les maladies héréditaires, les maladies virulentes, les affections parasitaires, les transpositions organiques, les empoisonnements et les lésions traumatiques ; groupes divers ne comportant aucune considération générale, comme n'ayant entre eux aucun rapport ; aussi me bornerai-je pour eux aux quelques remarques suivantes :

Quoique le sol paraisse tout à fait étranger à la production des fièvres éruptives (on ne saurait du moins leur assigner encore aucun foyer déterminé), leur ressemblance avec les maladies des tropiques n'en est pas moins très grande ; mais elles sont actuellement si bien établies de l'un à l'autre pôle qu'elles occupent à bon titre une place considérable parmi les affections de tous les climats.

Le groupe des empoisonnements concerne des troubles morbides dépendant de causes presque toujours connues, causes dont l'homme est à peu près maître (trait de res-

---

[1] Révélaky, *Gazette hebdomadaire,* 1865.

semblance important, commun à toutes) et à l'aide desquelles il pourrait, à volonté, produire la maladie partout où bon lui semblerait. La colique de plomb et l'hydrargyrie, par exemple, trouvent ici leur place. Bien que localisée aux contrées où l'on cultive le maïs (¹), la pellagre se range naturellement aussi dans cette catégorie d'affections, car elle se produira, indépendamment du climat, partout où la graminée insuffisamment mûrie, ou altérée, deviendra la base de l'alimentation. De même encore en est-il du typhus, qui naît en tout lieu de l'encombrement humain.

Pour chacune des maladies de tous les climats, son traitement sera partout le même à peu de chose près ; néanmoins, on tiendra compte avec mesure des particularités vitales imprimées par les conditions climatériques locales sur les populations soumises à leur influence, absolument comme, pour chaque cas spécial d'une maladie quelconque, on est tenu d'avoir égard à la constitution et au tempérament de l'individu qui en est affecté. Quand, par exemple, on aura à traiter une fièvre éruptive sous les tropiques, on devra, d'une manière générale, être beaucoup plus réservé dans l'emploi d'une médication antiphlogistique énergique que si l'on avait à la combattre dans une région tempérée du globe, tandis que la présence très fréquente dans les affections tropicales de symptômes paludéens concomitants devra toujours tenir en éveil et rationnellement indiquer l'administration du sulfate de quinine contre des maladies dont le traitement ne réclame presque jamais en Europe l'emploi de ce précieux antidote.

(¹) Théophile Roussel. *Gaz. Hebdom.*, 1866.

§ V. — APERÇU DE LA POSSIBILITÉ D'UNE CLASSIFICATION DES MALADIES D'APRÈS LEUR INÉGALE RÉPARTITION A LA SURFACE DU GLOBE.

Comme conséquence de ce qui précède, les diverses affections morbides se rangeront dans les groupes suivants :

MALADIES DES PAYS FROIDS

Péthore.
Congestions et hémorragies actives.
Inflammations.
Fièvre typhoïde.

MALADIES DES PAYS CHAUDS

Affections causées par les émanations telluriques.

MALADIES DE TOUS LES CLIMATS

Accidents morbides inhérents à l'état pathologique connu sous le nom de tempérament lymphatique.
Congestions et hémorragies passives.
Sécrétions morbides.
Lésions de nutrition.
Productions morbides analogues et hétérologues.
Névroses.
Maladies spéciales à certains organes et à certains tissus.
Fièvres éruptives.
Fièvre hectique.
Empoisonnements.
Parasites.
Déplacements organiques.
Lésions traumatiques.

Ce coup d'œil rapide jeté sur la distribution géographique des maladies ne tenant compte ni de l'action des climats locaux, ni de l'aptitude des diverses races à contracter telle ou telle maladie, est nécessairement fort imparfait. J'ai uniquement examiné la question au point de vue de la race âryenne, et mes trois grandes divisions n'ont évidemment rien d'absolu. Il est clair, en effet, que les maladies des pays chauds se confondent graduellement avec celles des pays froids, et que telle maladie d'un climat quelconque n'est pas nécessairement exclue d'un tout autre climat : ainsi, la pneumonie s'observe sous l'équateur, et le choléra a déjà pénétré fort avant vers les pôles. Il est clair que, pour une même latitude, la pathologie locale varie suivant l'altitude, la nature du sol et les mœurs des peuples. En outre, dans un même lieu, les maladies se comportent diversement avec les différentes races : il se trouve même certaines affections qui semblent impuissantes à exercer leur action pernicieuse sur l'ensemble de l'espèce humaine; la singulière maladie du sommeil, uniquement observée sur le nègre jusqu'ici, est de ce nombre.

Voilà tout autant de questions intéressantes que je n'ai pu aborder dans une ébauche à peine indiquée du mode de répartition des maladies sur la terre. Elles ont droit à l'attention la plus sévère des praticiens de tous les pays, et leur connaissance approfondie, complément indispensable à l'établissement d'une nosographie vraiment utile, ne peut manquer de produire d'excellents fruits dans l'avenir.

UN COURS DE DÉMOGRAPHIE

M. le docteur Bertillon a inauguré l'enseignement didactique de la démographie le 2 décembre 1876, à l'amphithéâtre n° 3 de l'*Ecole pratique*, devant un nombreux auditoire. Quoique de création toute récente, et encore à l'état d'ébauche, cette science professée par un homme très compétent, très pénétré de son sujet, révélera et vulgarisera sûrement des notions d'extrême importance pour l'anthropologie, comme aussi pour l'économie sociale.

La connaissance biologique des collectivités humaines dépend surtout de l'interprétation raisonnée de toutes les données fournies par des statistiques nombreuses et précises. Mais la statistique n'est pas à la portée de toutes les intelligences, ainsi que M. Bertillon le fait remarquer, et c'est une arme dangereuse entre des mains inexpérimentées ; maniée par M. Bertillon, elle peut conduire à des résultats remarquables.

Prenons un exemple.

Certaines statistiques donnent 61 enfants illégitimes sur 1.000 naissances en Angleterre et 75 en France. Suivant M. Bertillon, le terme de comparaison est ici mal choisi pour déterminer le degré de moralité relative des deux régions ; il préfère comparer le nombre des naissances illégitimes au nombre des femmes nubiles non mariées ou veuves, et il trouve alors 17 pour 1.000 en Angleterre et 16 1/2 seulement en France. Le chiffre correspondant s'élève en Prusse à 23.

La première manière de procéder semble indiquer que les mœurs sont moins bonnes en France qu'en Angleterre ; tout autre est le résultat dans la seconde. Cependant, il convient de faire une réserve dont l'importance ne saurait échapper à la sagacité de l'illustre professeur ; pour approcher encore plus de la vérité, il reste à comparer dans chaque nation le nombre des filles mères et des veuves, des veuves devenues mères pendant leur veuvage, au chiffre total des femmes nubiles vivant dans le célibat.

M. Bertillon fait une revue pleine d'intérêt des divers dénombrements dont l'histoire a conservé le souvenir ; la Bible lui en fournit des exemples surprenants ; celui de Moïse, en particulier, opéré avec une rare perfection de détail lui permet d'établir des calculs de probabilité qui le mènent à des hypothèses remarquables sur la population d'Israël. Puis, il passe à l'étude du mouvement des collectivités humaines, dont les trois termes sont le mariage, la naissance et la mort.

A toute science neuve, il faut des expressions nouvelles. Le rapport des naissances à la population dans l'unité de temps est maintenant exprimé par l'excellent néologisme de *natalité; mortalité* existait déjà dans la langue, et M. Bertillon a créé l'expression de *matrimonialité*, qu'il ne considère pas lui-même comme irréprochable, bien qu'il la dise passée aujourd'hui dans le langage scientifique. — Pour une science comme la démographie dont le nom est tiré du grec, rien ne semble s'opposer à ce que d'autres expressions spéciales prennent leur origine à la même source, et *gamicie,* par exemple, ne serait pas d'une allure plus extraordinaire que *matrimonialité*.

Pour terminer, M. Bertillon voudra bien me permettre une courte remarque critique, dont me fait en quelque sorte un devoir mon admiration même pour sa science profonde.

L'illustre professeur possède pleinement son sujet, dans toute son étendue ; il conçoit bien ; néanmoins, en dépit de Boileau, l'élocution, chez lui, laisse beaucoup à désirer et ne rappelle pas assez la seconde manière de Démosthène ([1]).

([1]) Revue de Géographie, première livraison, janvier 1877.

LANOAILLE DE LACHÈSE

4

AU PUY DE DOME

A Monsieur Ludovic Drapeyron,

Directeur de la *Revue de Géographie*.

Clermont, le 11 mai 1877.

Mon cher ami,

Au temps où le grand lac d'Auvergne emplissait la Limagne, une baie recouvrait de ses eaux la surface maintenant occupée par la ville de Clermont et par sa banlieue, disent les gens bien informés ; les dômes étaient allumés ; le sol tremblait souvent. De nos jours, le touriste chemine aux mêmes lieux d'un pied sec et assuré, sans crainte de recevoir sur la tête, comme jadis à Gomorrhe, la moindre petite pluie de soufre, ni de nitre, ni de salpêtre incandescents ; il peut visiter à son aise les volcans éteints, gravir leurs cônes, descendre dans les cratères aux parois tapissées d'herbe ou pêcher d'excellentes truites dans ceux que les eaux des sources ont envahis depuis le long repos de leurs convulsions intérieures.

Très dégagé des sommets voisins, le puy de Dôme s'impose de loin à l'attention du voyageur. Son ascension s'exécute en un petit nombre d'heures sans trop de difficulté ; presque tout le trajet peut être parcouru en voiture, et les voitures abondent à Clermont ; elles stationnent au voisinage de la statue de Desaix (on prononce Des Ai), sur la place de Jaude, spacieux rectangle entouré d'hôtels, de cafés, de bureaux d'omnibus, centre du commerce, campement des baraques à l'époque des foires, rendez-vous des oisifs en tout temps, Corso de Clermont-Ferrand.

Le nom de Jaude remonte très loin dans le passé, mon cher ami. Singulièrement qualifiés en l'espèce, les érudits d'Auvergne affirment que ce ne fut pas un nom d'homme ; peut-on y reconnaitre celui d'un dieu ? Dans son *Histoire de la ville de Clermont*, M. Ambroise Tardieu le fait venir de Galli, place du Coq, parce que le coq était l'oiseau du dieu de la guerre ; il suppose que Mars possédait un temple en ce lieu. Sans doute. Mais, Jupiter, aussi, n'avait-il pas le sien ?... Jaude...? Jaude...? Et puis, à Augusto Nemetum, suivant un usage antique, l'emplacement du marché portait peut-être le nom du jour où il s'y tenait... Jaude, Jovis dies, jeudi, Jaude, place du Jeudi..., il me semble à moi que le père des dieux, avant de se retirer pour jamais dans l'Olympe, a laissé comme une parcelle de sa substance en ce mot voilé de mystère.

Quoi qu'il en soit, le foyer de la vie moderne au chef-lieu du Puy-de-Dôme parait s'être établi sur le lieu même qu'occupa jadis le Forum de la vieille cité gallo-romaine. En maint endroit, tout alentour, les travaux de voirie et de construction mirent souvent les piocheurs en présence de vestiges intéressants pour l'archéologue ; on n'y remarque plus guère aujourd'hui qu'un reste de mur en petit appareil, capable cependant de braver bien des siècles à venir, si l'homme n'achève pas de le détruire en un jour.

Mais, partons.

A peine sorti de Clermont par la route de Limoges, on se trouve en présence de falaises granitiques énormes, surchargées de produits éruptifs, que l'on escalade péniblement, à petit pas, avant d'atteindre la base des dômes. Sans cesse, en avançant, l'horizon s'élargit, la vue gagne en beauté. Les riches coteaux de Chanturgues, d'où coulent les meilleurs vins du pays, se montrent à droite. A gauche domine Gergovie, plateau nu, rocailleux, désolé, où la pensée rêveuse frôle, errant sur les pierres, le vague souvenir de Vercingétorix et, saisie de trouble mélancolique, pleure aux douleurs de la patrie.

Gergovie se rattache à la chaîne principale par une succession de pics volcaniques en partie couronnés de ruines féodales ; au pied de l'un d'eux, le puy de Grave Noire, dans un vallon frais et pittoresque, sortent des profondeurs du sol les sources thermales de Royat, faible témoignage persistant de manifestations ignées puissantes autrefois. Non loin de la route actuelle, monte en côte rapide un tronçon considérable de la voie antique, dite ici *Pavé des Romains,* qui reliait jadis Lyon à Limoges ; il est facile encore de le suivre à cheval pour gagner le plateau où surgissent les principaux volcans de la Basse-Auvergne. En arrière apparaît Clermont dans un site enchanté confinant à la Limagne, ce « paradis perdu au milieu des montagnes », qui déploie sous le regard charmé ses molles ondulations et son opulente culture jusqu'à la chaîne du Forez. Par place, dans le lointain, se devinent le cours de l'Allier et la vallée inférieure de la Dore.

Dès qu'on est parvenu au village de La Baraque, juché tout en haut de l'escarpement, on voit à une faible distance devant soi le puy de Dôme pousser sa masse abrupte d'un seul jet, et dominer en chef de famille majestueux les nombreux volcans groupés à ses côtés. Là, par un ensemble plein de grandeur, l'œil contemple longtemps inassouvi la splendeur calme du paysage moderne, tandis que franchissant un vieux passé d'histoire, rude et confus, l'âme remonte tout émue vers les prodigieuses métamorphoses géologiques d'une période fabuleuse.

Sur le plateau, faiblement accidenté, la grand'route traverse le champ de tir de l'artillerie ; ensuite, on prend à droite un chemin vicinal qui se hausse par une pente douce au col de Ceyssat, point extrême accessible aux voi-

tures situé au pied même de la montagne ; pour atteindre
le faîte, à peine reste-t-il maintenant à gravir en verticale
quelques centaines de mètres, déroulés au flanc méridional du puy en de nombreux lacets d'un développement
total de deux kilomètres environ. Nouvellement réparé,
ce chemin fut tracé à l'époque romaine pour monter au
sanctuaire vénéré de Mercure arverne, temple fameux
dont le Dôme livre au jour depuis peu les importantes
substructions, naguère ensevelies sous la rouille des siècles. Près d'elles s'élève un observatoire météorologique
de création récente ; son outillage est embryonnaire ; il
compte, en retour, pour ancêtre le baromètre de Pascal.
De sa plateforme, l'œil plane sur un panorama plus étendu
que réellement beau, car, vus d'une trop grande hauteur,
les reliefs du sol inférieur s'aplatissent les uns sur les
autres pour former un tableau sans caractère ; par manque
absolu de perspective, il est impossible de bien juger des
distances, et de la vraie configuration du terrain.

Au sud se dressent, tout blancs de neige encore (il n'en
est plus ici), le massif du mont Dore avec les principaux
sommets du Luguet, de la Margeride et du Cantal. A l'est,
la vue s'arrête aux montagnes du Forez ; elle va se perdre
au nord, par delà Moulins, sur la ligne indécise des coteaux
du Nivernais, tandis qu'à l'ouest, derrière la vallée de la
Sioule, elle embrasse en un tout indistinct les plus hautes
collines de la Creuse et de la Corrèze.

Disposés au nord et au sud du puy de Dôme comme une
série pressée d'énormes taupinières, les plus rapprochés
des volcans gardent néanmoins quelque vivacité de saillie :
parmi eux, le puy de Pariou montre même assez nettement
le contour supérieur de son superbe cratère, profond de
de 90 mètres, très régulièrement tronconique et brillam-
ment diapré, dans sa vaste coupe comme sur son penchant
extérieur, d'une herbe drue fort appréciée, paraît-il, des
vaches, des chèvres et des brebis.

Voilà, mon cher ami, ce que l'on découvre de là-haut, à

1464 mètres au-dessus du niveau moyen des mers, quand
le Dôme ne juge pas à propos de se perdre dans les nuages.
Puis, après avoir suffisamment contemplé montagnes et
vallées, cratères et coulées de lave, cheires et orgues basal-
tiques, rivières et ruisseaux, lacs et étangs, villes et villages, après avoir donné un souvenir au temps passé, aux
Grands Jours d'Auvergne, à Pierre l'Hermite, à Sidoine
Apollinaire, après avoir jeté sur Clermont un dernier
regard, regard où se reflètent les émotions de l'appétit, on
reprend, satisfait, le chemin de la plaine ([1]).

([1]) *Revue de Géographie*; juillet 1877.

GENÈSE TYPHOÏDE

A Monsieur le Docteur Le Sourd,

Directeur de la *Gazette des Hôpitaux*.

Limoges, le 27 juin 1887.

Monsieur le Directeur,

En lisant l'excellente *Revue Générale* sur l'*Etiologie de la fièvre typhoïde* que M. le docteur Toupet vient de faire paraitre dans la *Gazette des Hôpitaux*, mon attention s'est particulièrement arrêtée sur ce membre de phrase de l'avant-dernier alinéa que « la diffusion du germe typhoïde par l'air est au moins très faible. »

Pour faible que soit cette diffusion, elle n'en parait pas moins réelle en certaines occasions, et, de ce chef, j'ai par devers moi trois cas assez probants tirés d'épidémies localisées, toutes trois, à une fraction de casernement.

S'il ne me reste aucune note sur la première de ces épidémies, ma mémoire garde encore un souvenir suffisant de ses conditions principales. C'était en 1874 ou en 1875, à Moulins, dans le quartier de *La Madeleine*, occupé par le 16ᵉ régiment de chasseurs. La fièvre typhoïde se déclara dans les combles, alors que les étages inférieurs restaient indemnes. Elle fut attribuée à la circonstance que les hommes urinaient dans le chenal de la toiture placé devant leurs fenêtres; l'air ne pouvait gagner les chambres sans se contaminer au passage.

Nettoyage et discipline remirent promptement tout en ordre.

En second lieu, au mois d'avril 1879, à Limoges, caserne des *Bénédictins*, la fièvre typhoïde frappa ceux des hommes du 78e régiment de ligne qui logeaient, à une extrémité d'un pavillon neuf, dans trois chambres super- posées, abondamment ventilées sur trois faces, alors que l'ensemble du casernement, composé de vieux bâtiments en mauvais état, sans air, ne donnait pas de malades. Comme l'eau de boisson était la même pour tout le monde, il n'y eut pas lieu de l'incriminer; l'évaporation de l'urine en fermentation put seule être suspectée. Il s'en trouvait deux foyers abondants à petite distance; l'un résultait d'une longue rangée de pissotières à peine sépa- rées du pavillon par une étendue de quelques mètres, pis- sotières exposées au soleil et dépourvues d'eau courante; l'autre, tout proche de la face sud, était formé par une fosse (destinée aux exercices de gymnastique) d'où s'exha- lait une forte odeur d'urine.

Enfin, troisièmement, à Paris, caserne de la *Nouvelle- France*, j'eus l'occasion, en septembre 1885, d'observer un fait analogue aux deux précédents sur les troupes du 82e régiment d'infanterie. Comme à Limoges, l'épidémie apparut dans un pavillon d'angle où, en y pénétrant, on était tout d'abord suffoqué par une odeur nauséabonde, à caractère urineux prononcé, qui, s'échappant de la salle de police située au rez-de-chaussée, gagnait tous les étages par la cage d'un escalier spécial au pavillon. Le dévelop- pement de l'épidémie fut brusque : il y eut des malades simultanément du haut en bas du pavillon, avec cette par- ticularité que, à chaque étage, les chambres de la troupe étant toutes disposées sur un même côté de l'escalier, alors que l'autre côté donne accès à de petites chambres réservées aux sous-officiers, les sous-officiers furent aussi maltraités que les soldats.

Une désinfection de la salle de police, sans toucher en rien aux chambres, fit cesser l'épidémie en peu de jours, c'est-à-dire avec la période d'incubation des derniers contaminés.

J'ajoute que toute la caserne s'abreuvait à un seul et même robinet d'eau de l'Ourcq, et que les compagnies logées dans les autres corps de bâtiment furent épargnées, car peu ou point d'hommes subissaient à ce moment-là des punitions pouvant les exposer à passer la nuit dans le local disciplinaire, et, conséquemment, à tomber malades.

Pour conclure, et jusqu'à démonstration contraire, il n'est pas irrationnel :

1° De considérer l'urine comme un milieu de culture favorable au bacille d'Hébert, quelle que soit l'horreur apparente du microbe typhoïde pour les matières organiques ;

2° D'admettre que la fermentation urinaire favorise la projection de ce bacille à une petite distance dans l'atmosphère, où il est alors absorbé par les muqueuses accessibles à l'air [1].

---

[1] *Gazette des Hôpitaux civils et militaires* ; 30 juin 1887.

VACCINATION PREVENTIVE DU CHOLÉRA

NOTE SUR UN POINT DE DOUTE MÉDICAL

Un bruit singulier relatif à la vaccination anticholéri-
que après avoir franchi les Pyrénées, il y a quelques
années, courut vite par le monde pour impressionner
beaucoup plus la gent laïque tout entière que nulle personnalité réfléchie tant soit peu compétente.

Voici que maintenant, sur le même sujet, de merveil-
leuses certitudes propagées par « la méthode expérimentale » nous viennent coup sur coup des bords du Pont-
Euxin et des rives du Léman. Ici un vaccin chimique,
prudemment entouré de réserves, il est vrai, quant à la
permanence de son efficacité. Là, encore un vaccin chimique, mais un vaccin triomphant qui, marchant de front
avec le pouvoir préventif indiscutable d'une culture non
virulente, hardiment pénètre d'un bond à l'Académie des
Sciences sous le plus illustre patronage [1].

Cependant, la conviction ne s'impose pas à tous les
esprits.

Dans l'état actuel de nos connaissances, on conçoit

---

[1] Gamaleïa (d'Odessa) et Pasteur. Académie des Sciences, séance du
13 août 1888.

sans trop de peine qu'une maladie dont une première atteinte confère l'immunité, sauf exceptions plus ou moins nombreuses, bien entendu, comme la variole, on conçoit que cette maladie ait l'espoir de trouver un jour son préservatif en elle-même. Ainsi, le futur inventeur du vaccin typhoïde aura son nom gravé dans la postérité. Mais, comment admettre à priori qu'une affection à récidive puisse jamais en arriver là ?

C'est pourtant le cas du choléra.

Ou la clinique a mal observé jusqu'à présent pour croire, comme elle le fait, à la possibilité d'atteintes subséquentes multipliées, ou force est de penser que la bienfaisante culture microbienne, que la toxine salutaire, mal en diminutif comme excrément du mal, possèdent chacun d'eux une faculté préservatrice supérieure à celle du tumulte morbide au grand complet ; second terme du dilemme dont l'air paradoxal n'infirme point, par bonheur, son admirable vertu d'étouffer sûrement au germe toute épidémie à venir, dit-on (¹).

(¹) *Gazette des Hôpitaux*, 5 février 1889.

TARASSIS

A Monsieur le Docteur Lanoaille de Lachèse.

Paris, 7 janvier 1885.

Mon cher camarade,

J'ai présenté hier, à l'Académie de médecine, votre intéressante brochure sur le *Tarassis* et j'en ai donné un court aperçu que vous trouverez dans le prochain numéro du *Bulletin de l'Académie*. Je vous engage à recueillir les principaux faits qui peuvent s'ajouter aux vôtres et à en former un travail dont le mérite vous appartiendra.

Votre affectionné,

Bⁿ H. LARREY, *de l'Institut.*

ACADÉMIE DE MÉDECINE

6 janvier 1885.

La brochure que j'ai l'honneur de présenter à l'Académie, de la part de M. le Dr Lanoaille de Lachèse, est une étude intitulée : *Tarassis*. L'auteur appelle ainsi une névrose observée chez l'homme, offrant de l'analogie avec des convulsions épileptiformes et même hystériques.

Il rapporte d'abord deux observations avec les détails, comparables, en effet, aux troubles physiques et moraux de l'hystérie, mot impropre et rejeté autrefois pour le sexe masculin, mais admissible et admis aujourd'hui.

Le mot de *tarassis*, nouveau dans son application, ne serait pas assez significatif s'il ne faisait préjuger la nature de l'affection, bien reconnue désormais, comme étant l'hystérie chez l'homme.

M. Lanoaille de Lachèse croit même à la fréquence de cette névrose dans l'armée, parmi de jeunes soldats suspectés d'abord de simulation, et qui, soumis ensuite à un examen clinique, sont reconnus atteints d'accidents hystériques. Disons toutefois que ces intéressantes recherches mériteraient plus de développements.

Bⁿ H. LARREY.

A Messieurs les Directeurs de la *Revue de Médecine*.

Paris, le 24 juin 1886.

Messieurs,

Dans son dernier numéro, la *Revue de Médecine* contient un travail intitulé *L'hystérie dans l'armée*, où l'auteur écrit : « *On avouera que jusqu'à ce jour* les médecins militaires étaient mal éclairés sur ce sujet »; et encore : L'hystérie occupe dans la nosologie générale de l'armée une place importante, *qui n'a pas été soupçonnée jusqu'à ce jour.* » Cependant, une étude parue dès 1884 dans la *Gazette des hôpitaux* précise entre autres choses que « le tarassis (par là j'entends la grande névrose) est fréquent dans le sexe masculin..., que bien des médecins militaires ont occasion de le constater sur leurs recrues de chaque année..., et que la forme non convulsive du mal, forme éminemment insidieuse, existe dans l'armée avec plus de fréquence peut-être que la modalité convulsive ». Tirée en brochure une première fois chez Georges Chamerot, cette étude fut présentée à l'Académie de médecine par M. le baron Larrey le 6 janvier 1885. Il en a été de même pour une édition récente, plus complète que la première, publiée au commencement de 1886 par la maison J.-B.Baillière, sous le titre de : *Tarassis, trouble de l'âme et du corps chez l'homme dans les temps modernes et dans l'histoire.* En la déposant sur le bureau de l'Académie, le 2 mars, M. Larrey s'est fort obligeamment exprimé en ces termes :

« J'ai déjà eu l'occasion de présenter à l'Académie, de la part de M. le docteur Lanoaille de Lachèse, une brochure sommaire sur une névrose déjà observée chez l'homme par divers médecins et par lui, notamment chez des militaires atteints d'accidents épileptiformes ou même hystériques bien caractérisés. J'ai engagé l'auteur à compléter ses recherches sur ce trouble ou ce désordre de l'innervation appelé *Tarassis*, pour ne plus dire, à contre sens : *Hystérie chez l'homme*. Il a bien voulu tenir compte de mon avis, en recueillant de nouveaux faits ; il les a soumis à l'examen de notre éminent collègue, M. le professeur Charcot, dont la garantie est acquise désormais aux récentes observations de M. Lanoaille de Lachèse. »

Mon travail a donc reçu quelque publicité. Aussi ai-je l'honneur, Messieurs, de vous demander une rectification de priorité, avec la persuasion que votre courtoisie (¹) ne me la refusera pas.

Veuillez agréer l'expression de mes sentiments confraternels les plus distingués.

L. de L.

(¹) Deux mois de méditation permirent à la *Revue* de produire la note que voici :

« Correspondance. »

« Nous avons reçu, de M. Lanoaille de Lachèse, une lettre dans laquelle il nous prie de signaler, à propos du *remarquable* travail de M. le Dr Duponchel sur **l'Hystérie dans l'armée**, paru dans notre avant dernier numéro, qu'il a déjà attiré l'attention des médecins sur le même sujet dans sa brochure intitulée : **Tarassis, trouble de l'âme et du corps chez l'homme dans les temps modernes et dans l'histoire.** *Nous croyons devoir* satisfaire au désir de l'auteur, *d'autant plus que* (²) le titre sus-énoncé de la brochure ne fait guère soupçonner qu'il y est question de l'hystérie dans l'armée » (³).

(²) ?

(³) *La Revue* n'a probablement pas reçu encore deux exemplaires de la brochure en question qui lui furent adressés dès l'apparition de *Tarassis*.

AVANT-PROPOS DE LA SECONDE ÉDITION

Deux seules observations médicales servaient de base à ma première publication sur le *Tarassis*. Depuis lors, deux autres ont vu le jour dans la *Gazette des Hôpitaux*. Toutes quatre sont reproduites ici. Une cinquième, encore inédite, les accompagne. Leur ensemble forme le corps de mon travail actuel. Brièvement exposées dans l'ordre chronologique, elles omettent de nombreux détails dont le développement superflu, ou la répétition monotone, rebuterait le lecteur, à qui je n'ai point fait dessein de présenter une description didactique de la névrose. Montrer, par divers signes caractéristiques indéniables, que bien des hommes pâtissent du *Tarassis* méconnu, et que sa méconnaissance cenduit à d'étranges incorrections diagnostiques, tel est le but unique et précis que je désire atteindre.

TARASSIS

TROUBLE DE L'AME ET DU CORPS

CHEZ L'HOMME

DANS LES TEMPS MODERNES ET DANS L'HISTOIRE

~~~~~~~~~~

> Et je sais même sur ce fait
> Bon nombre d'hommes qui sont femmes.

I

A..., né le 13 octobre 1862. Cultivateur.

Antécédents de famille. — Père, âgé de soixante-deux ans; asthmatique et goutteux; tremble. Mère, cinquante-huit ans; migraines et névralgies. Sœur aînée, trente-deux ans; varices; morte en juillet dernier. Frère de vingt-sept ans; exempté du service militaire pour une affection du genou. Frère de dix-huit ans; resté petit et fluet; atteint de migraine; a été choréique vers l'âge de quinze ans, et fut alors soigné à l'hôpital Saint-Louis. Sœur de seize ans; bien portante.

Antécédents personnels. — Prétend n'avoir jamais été fort. A eu la migraine ainsi que des vomissements depuis son enfance. Fluxion de poitrine (?) sans gravité en 1882. Fièvre typhoïde soignée à l'hôpital militaire du Gros-Caillou, du 29 janvier au 2 mars 1884. La migraine a disparu dès lors, ne laissant derrière elle que quelques céphalées frontales venant dans la soirée, et une hyperesthésie occipitale qu'exaspère le toucher des cheveux.

État actuel. — Entré à l'infirmerie le 20 mai, quinze jours après son retour d'un congé accordé pour la convalescence de sa fièvre typhoïde, A... n'a guère fait aucun service depuis son incorporation.

Taille, 1 m. 70. Tour de poitrine mesuré à 3 centimètres au dessous des mamelons, 0 m. 89. Cheveux et sourcils châtain foncé. Teint pâle. Maintien plein de lassitude.

Anorexie presque complète. Langue nette. Sensation d'empâtement dans la bouche. Tous les aliments ont un goût amer; ils ne s'égarent pas entre les joues et les mâchoires; leur déglutition est facile. Les vomissements ont cessé; il s'en produit toutefois après l'ingestion de l'opium. Pas de constipation.

Aphonie persistante depuis la fièvre typhoïde. Toux rauque, se manifestant à intervalles éloignés par une ou deux saccades. L'examen laryngoscopique est accepté sans action réflexe notable. Rien d'anormal à l'auscultation pulmonaire.

Point d'odorat. Vision correcte; pas de mydriase. Ouïe diminuée à droite et presque entièrement abolie à gauche, sans lésion matérielle.

Le cathétérisme de la trompe d'Eustache provoque un phénomène synesthésique le long du bord interne du sterno-mastoïdien correspondant.

A... éprouve dans les membres, tantôt sur un point, tantôt sur un autre, des sensations variées. Il n'en sait trop préciser le caractère.

La compression des premières apophyses épineuses dorsales, à l'aide de la pulpe des doigts, excite une douleur locale très vive, dont la propagation envahit le côté gauche jusqu'à l'aine. Certains mouvements du malade ont le même résultat; toutefois on n'observe point de rachialgie spontanée, à proprement parler. On ne découvre pas non plus de sentiment particulier dans les muscles des gouttières vertébrales. Par la compression de l'épigastre apparaît au pourtour de l'ombilic une sensation extrêmement pénible, qui gagne vite toute la moitié gauche de la poitrine. La pression digitale des fausses côtes gauches est aussi fort importune, de même que celle de la fosse iliaque, où fréquemment éclate en outre tout à coup une hyperesthésie subjective violente, que le moindre contact exaspère encore. Au toucher, le testicule correspondant accuse une sensibilité exagérée.

Rien de pareil ne se voit à droite; la capacité sensitive de la glande séminale y paraît même émoussée.

Avec une faible diminution, les impressions du tact sont conservées dans tous les points du corps. Pour délicat que soit un attouchement, il ne saurait échapper au sujet, qui, les yeux couverts d'un bandeau, reconnaît la présence des objets de petite dimension, d'une tête d'épingle, que l'on présente à la pulpe de ses doigts. Il perçoit nettement les différences de température.

Cependant la plus grande partie de la surface cutanée est rebelle à la douleur. Il y a analgésie complète presque partout à droite. A gauche, on constate que divers espaces sont demeurés sensibles; il en est même d'hyperesthésiés. En dehors de ces régions spéciales, on pince et l'on pique impunément la figure, le tronc, les quatre membres. Le malade se dit simplement touché quand une épingle traverse en séton la peau des bras, des avant-bras, des cuisses, des jambes. Après le retrait de l'épingle, il ne s'écoule de sang qu'en des occasions tout à fait exceptionnelles, où un vaisseau de quelque importance a pu se trouver fortuitement intéressé.

Par la piqûre des lèvres, de la langue, de la muqueuse

buccale, on ne détermine aucune gêne. Il y a perception de contact, et rien de plus.

Les espaces suivants ont conservé leur sensibilité :

Les deux conjonctives; une bande très limitée au pourtour de l'ouverture extérieure des fosses nasales; la face gauche de la cloison; la région lombaire, surtout à gauche; la fesse gauche; le tégument de la paroi abdominale antérieure gauche; la moitié gauche des bourses; la paume des mains, surtout à gauche; la plante du pied gauche, en remontant jusqu'à la malléole interne.

Il existe une asthénie musculaire générale très prononcée. Le malade ne marche qu'avec difficulté, lentement. En tirant sur les deux extrémités d'un petit dynamomètre à crochet, à l'aide du médius, il déplace à grand peine l'aiguille de 7 k. 500. Il arrive à 10 kilogrammes, s'il agit d'une seule main, tandis que l'instrument est retenu par un aide à son bout opposé. De la main droite, il apprécie le poids et la résistance des objets moins nettement que de la main gauche. Il lui arrive de laisser échapper ce qu'il croit bien tenir; ainsi, quand il coud, son aiguille reste souvent prise dans le tissu à l'instant qu'il pense l'en retirer.

Les mains tremblent dans l'extension.

Anaphrodisie. Organes sexuels d'aspect normal.

Le pouls flotte au voisinage de quarante-six pulsations à la minute. Quelquefois il monte jusqu'à cinquante-huit.

Mouvements de déglutition fréquemment répétés.

Pas d'ataxie locomotrice. Tous les actes physiques soumis à la volonté sont exécutés avec précision, les yeux fermés. Sentiment non équivoque de la position effective occupée par les membres dans le lit. Réflexe du genou normal.

Pas de trémulation épileptoïde du membre inférieur. Pas de contracture. Point de spasme de la glotte.

Les muscles réagissent à la faradisation. Un courant faible, perçu au bras gauche, contracte les muscles des deux membres supérieurs sans éveiller de sensation à droite.

Plus fort, le courant est senti à droite, pendant qu'il devient douloureux à gauche, où l'on remarque un peu d'hyperesthésie.

Diverses pièces métalliques apposées successivement des deux côtés du larynx n'exercent aucune influence sur la voix, qui ne change point davantage ni dans le cours ni au terme d'un sommeil suggéré. Même insuccès avec l'aimant, comme aussi avec l'électricité. De l'or placé au côté droit du corps, en une région insensible et symétrique d'un espace qui a conservé sa sensibilité à gauche, redonne le sentiment au lieu d'application : ce phénomène survient en quinze secondes au plus et s'évanouit avec tout autant de rapidité. On ne peut dire qu'il y ait là transfert complet et véritable, car, outre que la sensibilité provoquée n'atteint jamais la perfection de celle de gauche, celle-ci n'est en rien diminuée. Quand on choisit le côté droit du scrotum pour point d'apposition, le crémaster s'anime tout aussitôt d'un mouvement vermiculaire qui dure une demi-minute environ. Si l'on retire le métal dix à quinze secondes après le début de cet acte réflexe, on observe l'apparition très nette de la sensibilité, tandis qu'elle s'est dissipée déjà au moment où le spasme local cesse d'évoluer.

La plupart des troubles morbides décrits ci-dessus existent en permanence. Mais fréquemment surgissent soudain des symptômes divers, à manifestations essentiellement temporaires et variables ; c'est ainsi qu'arrivent des périodes de bâillements presque continuels ; parfois encore se montre une soif inextinguible, au cours de laquelle l'urine recueillie, claire, sans trace de sucre, atteint jusqu'au poids de 5 et 6 kilog. en vingt-quatre heures (6 k. 013, du 18 au 19 juin).

A la visite du 12 juin, A. est en proie à des palpitations tumultueuses ; elles durent depuis la veille : l'oreille reconnaît au premier temps un souffle intense vers la pointe, et trouve à la base un bruit de cuir neuf retentis-

sant. Tout rentre dans l'ordre en quelques minutes,
comme par influence suggestive, à la suite d'une simple
application de teinture d'iode sur la moitié antérieure gauche de la poitrine.

Les palpitations reviennent plusieurs fois les jours suivants ; mais elles ne persistent guère au delà d'un quart
d'heure, bien que chaque crise nouvelle s'éteigne en
dehors de toute intervention thérapeutique. L'état de
calme permet de saisir au cœur un souffle doux et léger,
que l'on entend aussi dans les vaisseaux du cou.

Le 19 juin, jour où l'émission de l'urine monte à
6 k. 013, il y a du ballonnement abdominal, accompagné
d'hyperesthésie : déchirante surtout à gauche, la douleur
torture la superficie cutanée comme le sein des masses
profondes. Tout esprit non prévenu évoquerait ici une
pensée de péritonite. Nouveau recours à la teinture d'iode,
dont l'emploi coïncida naguère si parfaitement avec le
terme rapide d'une agitation cardiaque désordonnée, et
bientôt les émotions pathologiques actuelles se calment à
leur tour, quoique avec un peu moins de promptitude
qu'il n'était arrivé précédemment.

A... ne rattache son affection à nulle cause occasionnelle déterminée. Point de grande frayeur ne se retrouve
dans son passé. Traité toujours avec douceur par ses
parents, jamais il ne ressentit aucun chagrin sérieux. De
caractère enjoué, sa triste situation ne le préoccupe pas
outre mesure ; il se montre d'ailleurs pleinement rassuré
depuis que, pour lui en imposer la confiance, j'ai nettement affirmé sa guérison à venir. La curiosité qu'inspire
son état est loin de lui déplaire ; si on le laissait aller, il
serait volontiers prolixe pour expliquer ses sensations ou
pour parler de sa famille, bien que son aphonie permanente lui impose les plus grands efforts. Cependant il ne
sait préciser l'époque où disparut la sensibilité à la douleur, car il n'avait fait aucune remarque à ce sujet avant

mon examen : pour tout éclaircissement, il rapporte qu'ayant eu occasion de dépecer un mouton, à la moisson de 1883, il vit le sang couler encore de ses mains après qu'il les eut lavées, et fut alors surpris de constater à la région dorsale de la main gauche l'existence d'une entaille profonde dont il n'avait pas éprouvé de souffrance. Comme vestige du traumatisme, il montre une barre cutanée de tissu inodulaire très apparente en travers du deuxième métacarpien. D'un autre côté, à la face plantaire droite où l'insensibilité présente est quasi complète, du talon aux orteils court une cicatrice rectiligne consécutive à une coupure qu'il se fit, il y a trois ou quatre années, en mettant le pied sur une faux ; l'accident fut des plus douloureux.

Suivant toute vraisemblance, c'est entre ces deux événements que dut survenir l'anesthésie générale. Succéda-t-elle à une crise convulsive ? La chose est difficile à dire, malgré sa probabilité. A... n'a gardé le souvenir d'aucun incident de ce genre, mais il indique le fait significatif que ses parents lui demandèrent un jour pour quel motif il venait de se raidir violemment sur son lit avant de se lever. Comme il n'avait point conscience de ce qui s'était passé, il ne sut que répondre.

A..., qui appartient à la seconde portion du contingent, a été renvoyé avec sa classe le 25 septembre 1884.

II

B..., né le 7 février 1860 ; cultivateur.

Antécédents de famille. — Père âgé de soixante-cinq ans, atteint de douleurs fugitives dans les membres inférieurs : c'est un alcoolique inconscient ; il ne s'enivre jamais et se croit sobre, mais sous un prétexte ou sous un autre, pour se désaltérer comme pour se « soutenir » dans son travail, à chaque instant il boit plein un verre de vin. Mère morte en 1883, à la suite d'une attaque d'épilepsie [1]. Frère aîné (trente ans), de bonne santé : a fait son service militaire comme engagé conditionnel. Sœur morte de méningite [1] à deux ans, en 1858. Frère puîné mort à dix-sept ans d'une affection incertaine, qui avait déterminé l'œdème des membres inférieurs.

Le père et la mère étaient cousins germains.

Antécédents personnels. — A eu des furoncles durant plusieurs années, ainsi que des dartres (?) à la figure et au cou. Pertes de sang par l'anus, venant à une ou deux reprises tous les mois, pendant trois ans, avec une durée de deux ou trois jours chaque fois. Il attribue à un vomitif leur disparition qui eut lieu en janvier 1884, époque à laquelle il fait remonter l'origine de ses souffrances actuelles, tandis que, en réalité, il ne semble y avoir eu là qu'une métamorphose aggravante de sa maladie. Pas trace d'hémorroïdes. Dès longtemps avant son incorporation, il vomissait fréquemment, soit au lever, soit après les repas : ces accidents continuèrent à se produire pendant les deux premières années de son service militaire, sans qu'il en fût sérieusement incommodé. C'est pour combattre une bronchite qu'il prit son vomitif en janvier dernier.

Etat actuel. — Taille élevée (1 m. 72); apparence physique vigoureuse (0 m. 95 de tour de poitrine); fortement musclé; cheveux et sourcils blonds; teint pâle; attitude taciturne et somnolente; peu communicatif avec ses camarades; physionomie attristée par les doutes qu'on lui témoigne sur la réalité de ses souffrances; varices de faible volume, étendues à une grande partie du membre inférieur droit; zone de fines arborisations vasculaires de la

---

[1] Renseignement confirmé par le médecin de la famille.

peau à la base de la face thoracique antérieure, sans qu'il y ait rien d'appréciable du côté du foie.

Entré à l'infirmerie le 26 mai 1884, après avoir été exempté de service au jour le jour durant plusieurs semaines.

Langue grisâtre; sensation d'empâtement buccal; peu d'appétit; pas de constipation; point d'helminthes.

Température voisine de la normale, qu'elle semble parfois tendre à dépasser de deux ou trois dixièmes de degré (37° 4 à 37° 6).

Cent à cent quatre pulsations chaque matin, sauf dans des époques de rémission où le pouls se ralentit jusqu'à ne plus battre que 84 fois à la minute (à un seul moment il a été vu à 75 durant quatre ou cinq jours); palpitations à la moindre émotion, comme au plus petit effort; étourdissements fréquents, qui l'obligent à s'asseoir; ces étourdissements surviennent tantôt sans cause précise, tantôt quand il quitte la position horizontale pour se mettre sur son séant. Jamais de perte de connaissance; rien de notable au cœur, si ce n'est peut-être vers la base un bruit très doux au premier temps; léger souffle dans les vaisseaux du cou.

Périodes de bâillements presque continuels; démangeaisons et fourmillements tantôt ici, tantôt ailleurs; picotements en coups d'aiguilles à la poitrine; dans les membres, perceptions subjectives mal définies, qu'il compare à des bouillonnements; céphalée à siège variable, au sommet, aux tempes (sensation d'étau), se montrant durant la veille et disparaissant pendant le sommeil; le sommeil ne se prolonge guère au delà de trois à quatre heures chaque nuit; il survient sans secousse et donne lieu à des rêves bruyants et parlés; bouffées de chaleur; transpirations; fréquentes impressions de froid aux membres inférieurs que le toucher ne reconnaît pas toujours; frissons erratiques, surtout au commencement de la miction, qui débute par un certain nombre de saccades, avec retentissement

douloureux vers les reins ; quelques épreintes pendant la
défécation ; rachialgie spontanée ; douleurs en ceinture ;
douleur très pénible à l'épigastre ; au pourtour des omo-
plates, sensation vive qu'exaspère le décubitus dorsal ;
l'élévation des bras détermine de la gène sur les fausses
côtes ; courbature générale pendant la marche, principalement aux genoux. Nulle part il n'y a d'hyperesthésie
cutanée évidente, tandis que la compression des masses
profondes (organes de l'abdomen et muscles) est fatigante
dans tous les points du corps : le sujet fuit sous la pulpe
du doigt ; son visage contracté exprime la souffrance.
Le mal prend un caractère particulièrement intolérable
lorsqu'on explore les premières apophyses épineuses
dorsales, les muscles contenus dans les gouttières vertébrales, les fausses côtes et l'épigastre : épigastralgie,
pleuralgie, rachialgie, c'est le « trépied hystérique » de
Briquet. La compression est accablante aussi quand elle
porte sur les flancs, surtout à droite : un sentiment profond
d'angoisse se peint alors sur la physionomie. Partout la
faradisation musculaire est activement perçue.

Aucune remarque particulière n'est à noter touchant les
sens spéciaux : la vue, l'ouïe, l'odorat, le goût, fonctionnent bien. La sensibilité tactile parait normale ; il en est
de même de la sensibilité aux diverses températures. La
faculté d'éprouver la douleur semble légèrement émoussée
à la peau dorsale des avant-bras, des poignets et des doigts,
surtout à gauche. Par places très limitées, on parvient à
enfoncer une épingle sans provoquer d'autre impression
que celle d'un contact simple ; mais l'épingle ne ressort
guère jamais (de dedans en dehors, en séton), sans se faire
vivement sentir. Il arrive que quelques rares piqûres ne
donnent pas de sang.

Les organes génitaux ont une conformation régulière,
et le pénis ne présente pas manifestement les dispositions
décrites par Tardieu comme conséquence caractéristique
de l'onanisme invétéré, que le sujet a pratiqué toutefois

avec activité. La compression testiculaire ne détermine aucune sensation digne de remarque.

Il existe une amyosthénie générale. La traction simultanée des deux mains sur les extrémités du dynamomètre à crochet, suivant le procédé indiqué dans l'observation précédente, ne déplace l'aiguille que de 10 kilogrammes. Cependant B... tirerait davantage sans la douleur que l'effort provoque dans ses épaules. Les mains étendues vacillent comme dans l'alcoolisme chronique. Parfois la tête s'agite légèrement, un peu à la manière du tremblement sénile ; ce mouvement s'accentue lorsqu'on fixe le regard du sujet sur un point déterminé, comme il arrive dans l'examen ophtalmoscopique, par exemple.

Il n'y a point de trémulation labiale. La parole est nette. Le réflexe du genou est intact. Aucun réflexe exagéré, aucune sensation anormale ne se produit à l'application de l'éponge humide sur les divers points du corps.

Le passage des boissons chaudes, et des boissons froides surtout, est douloureux à l'œsophage, avec répercussion dans le dos ; leur arrivée à l'estomac éveille une sensation pénible. B... cherche à boire tiède. Par périodes, son altération est grande : on a pu recueillir alors 3 k., 335 d'urine en vingt-quatre heures.

B... est intelligent. Il a occupé au régiment divers emplois qui dénotent des aptitudes militaires spéciales. Mais son caractère présente actuellement une certaine tendance hypocondriaque. Préoccupé de l'état de sa santé, chose du reste fort naturelle, il fait appel aux panacées du jour. Cette situation d'esprit n'est pas de date très ancienne. Peu impressionnable dans son enfance, il ne pleurait guère alors, tandis qu'un changement considérable, incompréhensible pour sa mère, dit-il, s'est produit en sens contraire chez l'adolescent, « dès qu'il s'est pu connaître ». Toujours est-il que mon malade se prend subitement à sangloter lorsque je lui demande comment il est traité par les siens au foyer paternel. Pressé de questions, il me confie ses chagrins et ses douleurs morales en phrases entrecoupées : il lui faut subir chez lui les mauvais procédés de son frère ainé, dont il ne reçut jamais que des semonces et des coups après avoir peiné à la tâche du matin au soir comme un mercenaire. Les autres membres de sa famille ont toujours été bons pour lui. Il songe constamment à son frère mort, à sa mère, qu'il revoit en rêve chaque nuit travaillant l'un et l'autre à ses côtés dans les champs. Son émotion redouble à cette pensée.

Sans prétendre établir là aucune relation évidente de cause à effet, il ne semble pas inutile de noter qu'une sorte de détente s'est produite à la suite des confidences intimes que je viens de rapporter et de l'intérêt témoigné au malade en cette occasion. Dès le lendemain, on constate un mieux très appréciable : le sujet devient plus expansif envers son entourage ; la soif diminue, et la quantité d'urine rendue baisse parallèlement (2 k., 805 au lieu de 3 k., 335) ; l'appétit se relève ; la compression est moins douloureuse, sauf dans la fosse iliaque droite, où elle garde toute son acuité ; le pouls est à 84. Avec la promesse d'une permission, qu'il ira passer chez un oncle dont il est choyé, l'amélioration continue à s'accentuer pendant près d'une semaine ; le pouls descend à 75 ; mais, deux jours avant le départ, des troubles variés se manifestent de nouveau.

Afin de préciser en toute netteté la nature exacte du passé morbide de B..., je me suis adressé au médecin de sa famille, qui a bien voulu répondre à mes questions diverses dans une lettre officieusement explicative d'où je détache le passage suivant :

« Avant son incorporation au régiment, il a été pendant près de deux ans dans le même état qu'aujourd'hui. Comme son affection ne le faisait presque pas maigrir, sa famille croyait que la paresse était sa seule maladie et le malme-

nait en le contraignant à un travail au delà de ses forces.
Je suis intervenu bien souvent en sa faveur, mais je n'ai
pas été toujours écouté. Quant à ses hémorragies intesti-
nales qui se répétaient à des périodes plus ou moins éloignées, j'ai toujours cru qu'elles tenaient à des hémorroïdes
internes ».

Sa permission expirée, B... revient le 30 juillet en
présentant une certaine amélioration dans l'ensemble de
son état. Il a suivi chez lui un traitement par les vésicatoires volants camphrés et morphinés, et par le bromure
de potassium.

Mon malade est repris à l'infirmerie, où le mieux se
dessine de jour en jour sans aucune aide thérapeutique :
le pouls baisse peu à peu ; les troubles hyperesthésiques
s'émoussent graduellement. Aussi, comme les exigences
du service militaire sont modérées en ce moment de
l'année (septembre), je ne tarde pas à prononcer la sortie
de B..., dont la situation morale va trouver à sa compagnie
le secours d'une existence moins monotone que celle de
l'infirmerie. Son organisme y poursuit aujourd'hui l'évolution vers la santé dans laquelle il s'est engagé pour une
période ou longue ou éphémère, qu'on ne saurait en rien
déterminer encore ([1]).

III

Par leur physionomie générale, les deux observations
qui précèdent ne paraissent offrir aucun rapport entre
elles. Trouvent-elles un lien commun dans leur essence
et de quoi s'agit-il, en réalité, pour chacune d'elles ?

([1]) Par suite de l'évolution scientifique contemporaine, le cas ci-dessus
semble incliner maintenant vers la *neurasthénie*.

A cette double question, la réponse ne serait point douteuse si mes deux malades étaient des femmes.

« Jusqu'à présent, on a peu vu l'hystérie chez l'homme, parce qu'on n'a pas voulu l'y voir », disait Briquet en 1859 ([1]). Depuis lors, on ne l'y a guère vue davantage, semble-t-il. Un auteur, non sans réputation, a même nié son existence d'une façon absolue. Suivant M. Bouchut ([2]), en effet, « l'homme éprouve quelquefois des attaques convulsives semblables à celles de l'hystérie, avec la sensation de boule au cou, mais cela est rare, et ces convulsions ne sont pas autre chose que l'épilepsie modifiée » ; aphorisme qui laisse après soi trop de vague sur ce que l'on doit entendre au juste par « épilepsie modifiée ».

La vérité est que tout ici se réduit à une question de mot. En raison du mot, il a été impossible, durant de longs siècles, de saisir dans l'hystérie autre chose qu'une souffrance de l'utérus. Cette erreur, enfin reconnue pour ce qui concerne particulièrement l'organe féminin de la génération, s'impose maintenant encore pour le sexe.

Telle est l'influence des mots sur les idées qu'un homme qui connaît plusieurs dialectes n'élabore vraiment avec fruit ses pensers intérieurs que dans sa langue maternelle, dans la langue qu'il possède le mieux. Mais il est en situation d'observer que des nuances multiples de ressouvenir, familières à un idiome où elles trouvent leur traduction précise, sont à peu près inconnues dans un autre, qui n'a pas de signe tangible pour les exprimer. Que d'embarras on éprouvera donc à dégager de ses voiles une abstraction en tous lieux innomée. Sans un effort laborieux de l'entendement, comment jamais songer à l'existence de l'hystérie

[1] BRIQUET, *Traité Clinique et thérapeutique de l'hystérie.* — Paris, J.-B. Baillière.
[2] *Dictionnaire de médecine et de thérapeutique,* par Bouchut et Després. — Paris, 1883, Germer Baillière.

masculine ? Le terme d'hystérie, insuffisant et mauvais
déjà pour la femme, prend une physionomie étrange quand
on s'avise de l'appliquer à l'homme. D'instinct, on le
repousse à l'occasion, trouvant alors beaucoup plus simple
et beaucoup plus naturel de voir par manière de méta-
phore, avec M. Bouchut, une « épilepsie modifiée », que
d'envisager franchement, avec Briquet, une hystérie sans
épithète ; c'est-à-dire que, à défaut d'un mot convenable
pour exprimer sa pensée, on se leurre l'esprit à l'aide d'un
assemblage de mots tout dépourvu de signification.

Oui, sans conteste, il est une entité morbide commune
aux deux sexes qui n'a pas su rencontrer son nom. Plus
souvent observée sur la femme que sur l'homme, elle se
manifeste par des troubles fonctionnels de l'âme et du
corps variés à l'infini suivant les individus qui en sont
affligés. Le mot de *Tarassis* mis en tête de mon écrit ne
prétend à autre chose qu'à rappeler cet ensemble indéfinissable de désordres physiques et moraux. Je suis loin de
le croire à l'abri de toute critique. On peut ainsi lui
adresser le reproche très sérieux d'avoir été précédemment employé pour désigner une affection locale sans
rapport d'aucune sorte avec la névrose protéiforme dont
il s'agit ici. Mais, outre qu'il est aujourd'hui à peu près
oublié dans son acception ancienne, je le présente sous
une orthographe française un peu différente de celle qu'il
possédait en oculistique, orthographe qui lui garde comme
avantage secondaire la douceur primordiale de sa pronon-
ciation antique. Il a surtout en sa faveur de ne pas préjuger grand'chose ; qualité négative qui même deviendrait
vite un inconvénient si par son influence l'observateur,
après avoir si longtemps refusé de discerner l'hystérie
chez l'homme, allait, dans un excès contraire, se laisser
entraîner désormais à découvrir partout, au moindre
symptôme, des malheureux convaincus de tarassis parfaitement caractérisé. Nous n'en sommes pas encore là. En
tout cas, que l'on adopte cette dénomination ou qu'on en

choisisse une autre, l'essentiel est de se persuader que l'affection est commune chez l'homme, où l'on doit la rechercher avec assurance, aussi bien que chez la femme. De toute nécessité, un jour il en sera de l'hystérie comme il en a été précédemment de la presbytie, par exemple : de par son nom, la presbytie constituait naguère un apanage incontesté de la vieillesse ; on n'hésite plus à mettre des verres convexes devant les yeux de tout jeunes enfants depuis que cette infirmité de l'âge est devenue simple condition particulière de l'hypermétropie.

Quoi qu'il en soit, le tarassis est fréquent dans le sexe masculin ; bien des médecins militaires ont occasion de le constater sur leurs recrues de chaque année ; au préjugé seul on doit de ne le découvrir presque jamais, ni dans les cas indécis, ni dans ses manifestations les plus évidentes. Que de fois, après avoir cru d'abord à la simulation, n'envoie-t-on pas à l'hôpital un malade agité « d'accidents nerveux hystériformes ». Dès l'entrée en son nouveau milieu, le pauvre névropathe est derechef examiné avec une certaine curiosité défiante ; puis, quelque temps écoulé, et comme par lassitude, il devient l'objet d'un envoi en convalescence ; à l'expiration du congé, il rentre au corps le plus ordinairement sans que se soit produite aucune modification sérieuse dans la marche de sa névrose, et, si tant est que sur ces entrefaites l'heure de la libération ne l'ait pas surpris en route, on prend enfin la détermination de le proposer pour la réforme, en raison de ses crises épileptoïdes mainte fois constatées. Crises d'allure bizarre, dont les manifestations extraordinaires soulèvent, touchant leur nature positive, des doutes légitimes que tout praticien doit avoir souci de faire disparaître à l'avenir.

Souvent, à vrai dire, le motif de la réforme se présente sous un autre aspect : c'est alors communément le rhumatisme musculaire chronique qui entre en scène.

Il importe en effet de savoir que la forme non convul-

sive du mal, forme éminemment insidieuse, existe dans
l'armée avec plus de fréquence peut-être que la modalité
convulsive. Car le Conseil de revision exempte du service
militaire, après enquéte, comme frappés d'épilepsie
confirmée par la notoriété publique, la plupart des
conscrits en puissance de tarassis convulsif ; tandis que,
dans le cas contraire, les membres de cette assemblée, se
trouvant sans donnée précise pour asseoir leur jugement,
prononcent presque toujours l'admission des jeunes gens
dont les troubles intérieurs ont conservé jusque-là une
attitude silencieuse pour le vulgaire.

IV

Le contingent de 1884 m'a fourni mon lot de tarassiques : ils ne se présentent pas tous avec un égal degré
d'évidence, cela va sans dire ; chacun d'eux a son cachet
particulier, mais pas un ne laisserait place au moindre
doute s'ils relevaient directement du sexe féminin.
Toutefois, dans un sujet comme celui-ci, où de nombreuses convictions flottent encore incertaines, l'essentiel
est de produire des faits indiscutables pour entraîner la
persuasion. A ce point de vue, l'un de mes malades
présente un intérêt particulier. C'est son histoire que je
vais conter, en la résumant aussi compendieusement qu'il
me sera possible de le faire sans être obscur ou incomplet.

C..., naquit le 1er avril 1863, dans un petit bourg de
l'Aube ; il exerçait naguère la profession de bonnetier.

Le seul antécédent de famille important à noter se
retrouve chez le père, qui fut alcoolique et grand fumeur.
Cet homme a succombé à une angine de poitrine.

Quant aux antécédents personnels, C... a une conduite
régulière, il est sobre ; aux premiers temps de son

enfance, il eut des convulsions ; des défaillances subites se sont produites à diverses reprises pendant l'adolescence ; il commença à souffrir dans le dos dès l'âge de dix ans, lorsqu'il se courbait pour écrire ; la lecture lui donnait aussi des céphalées frontales ; depuis cinq années, il a été traité pour un mal de Pott à l'aide de vésicatoires et de cautérisations ignées, dont on retrouve les empreintes au long de la colonne vertébrale ; en 1884, il eut à souffrir d'un zona, qui a laissé sa trace sur le côté gauche de l'abdomen.

Etat actuel ; côté physique. — Taille, 1^m,60 ; périmètre thoracique, 0^m,81 ; bonne musculature ; teint pâle.

A la moindre pression, les premières apophyses épineuses dorsales, dont aucune ne forme de proéminence appréciable sur ses voisines, accusent une sensibilité excessive avec retentissement modéré vers l'épigastre. Sous l'influence de la douleur ainsi provoquée, la colonne vertébrale ondule et fléchit en arrière avec une entière souplesse. Le mal de Pott, même au début, est loin de permettre une aussi grande mobilité et un tel luxe de mouvements. Nulle douleur en ceinture ne fut remarquée par le malade à aucune époque.

La moitié gauche des téguments est insensible à la douleur. Conformément à une règle très générale, quoique capable de surprendre tout d'abord, le sujet ne soupçonnait pas ce fait avant l'examen médical. A la face, à la langue, au cou, au thorax, à l'abdomen, au membre supérieur, au membre inférieur, une épingle profondément enfoncée dans la peau ou dans la muqueuse détermine une sensation de contact sans produire de souffrance. Cependant elle se fait vivement sentir au niveau de la région sacro-lombaire, particularité que j'ai notée à divers degrés d'évidence dans nombre d'observations similaires.

Partout persiste le tact ; mais il se montre émoussé

partout. A gauche, le sentiment musculaire est engourdi, et la main laisse parfois échapper les objets, quand l'attention se porte ailleurs. Les différences de température sont moins exactement appréciées du côté gauche que du côté droit. Des constatations analogues se retrouvent dans le chatouillement et dans le passage des courants électriques faibles. Si les courants augmentent d'intensité, au contraire, la douleur profonde qu'ils déterminent vers les masses musculaires se supporte encore à droite alors qu'elle devient intolérable à gauche. Il y a là une hyperesthésie sous-cutanée que la compression digitale réveille, elle aussi, en divers points du corps, principalement à l'épigastre, au niveau des fausses côtes, dans le flanc et sur le testicule gauches.

Le membre inférieur gauche, un peu trainant à la marche, trahit la coexistence d'une légère parésie.

Le pouls, régulier, ne descend guère au-dessous de 90 pulsations à la minute. Faible voussure précordiale. Point de bruit anormal dans l'organe central de la circulation.

Transpirations axillaires abondantes.

Des envies de vomir, rarement suivies d'effet ou n'aboutissant qu'à une petite gorgée de liquide, se montrent par périodes, qui alternent avec des époques d'épreintes fécales insuffisamment justifiées.

Des insomnies plus ou moins prolongées tourmentent le malade, qui les attribue à ses douleurs de dos ; elles cèdent à la suggestion, résultat que l'on obtient d'ailleurs avec facilité chez la plupart des tarassiques, après une courte éducation préliminaire : point n'est besoin pour cela d'assister à leur petit coucher ; il suffit de leur donner les instructions nécessaires pendant un sommeil de quelques instants, provoqué à une heure quelconque de la journée.

Au repos hypnotique, le bras gauche s'agite de secousses électroïdes perceptibles à peine.

Le côté droit est sain dans toute son étendue, avec une

apparence de léger retard pour les divers modes de sen-sations.

A gauche comme à droite, on ne constate aucun trouble ni du goût, ni de l'odorat, ni de l'ouïe, tandis qu'il existe une amblyopie binoculaire très accentuée. J'ai présenté le sujet à M. Charcot ; après m'avoir fait l'honneur de confir-mer pleinement mon diagnostic, le professeur de la Salpê-trière a prié M. Parinaud de procéder à l'examen du champ visuel, que cet habile praticien a trouvé réduit dans une proportion considérable, avec la particularité, déjà signalée par lui comme caractère presque spécial à l'affection, que le cercle du bleu se trouve beaucoup plus diminué que le cercle du rouge.

Ainsi qu'il arrive souvent dans la phase d'état, l'appétit génital est des plus modérés. Mes recherches sur ce point de physiologie pathologique ont à peu près toujours provoqué des réponses nettement affirmatives dans le sens d'une anaphrodisie plus ou moins accusée. Il n'y a pas à suspecter ici la bonne foi du tarassique, parce que l'amour-propre de l'homme jeune ne le disposa jamais à tirer vanité de son impuissance.

Pour terminer, je note une nouvelle et toute récente poussée de zona au pavillon de l'oreille gauche, doulou-reux malgré l'hémianesthésie.

État actuel ; côté mental. — La matière commande une grande réserve. On ne saurait trop s'y tenir en garde contre soi-même et se défier de sa propre sagacité. Cepen-dant les auteurs qui procèdent à l'étude attentive du tarassis féminin relèvent tous des bizarreries dans l'attitude morale de leurs clientes. En est-il de même chez l'homme ? Oui, sans doute, et les conditions spéciales où j'observe ont antérieurement déjà mis à ma dispostion un petit nombre de constatations du même ordre. Mais, sous ce rapport, l'exemple actuel reste à peu près infécond ; tout au plus y découvre-t-on deux ou trois indications vagues,

auxquelles il serait puéril de vouloir accorder une signification exagérée.

Le lecteur jugera.

Et d'abord, C... montre toute indifférence pour la gravité du mal dont il se croit atteint. Il dépeint le noir
tableau de sa carie vertébrale et de son affaissement prochain avec une étonnante sérénité. Le contraste qui existe
entre le sujet de son discours et la façon dont il le traite a
quelque chose de plaisant.

En second lieu... Mais c'est ici surtout qu'il faut craindre
d'attacher une importance trop grande à la valeur de la
remarque.

Voici le fait :

Comme je demandais un jour au malade s'il éprouvait
parfois le besoin impérieux d'une excitation génitale
solitaire : « Je suis marié », répliqua-t-il aussitôt.

Ainsi, malgré la modération de son appétit viril, C...,
après s'être trouvé en état de séduire à son heure, se maria
avant d'avoir satisfait au service militaire, afin de régula-
riser par avance la position à venir d'un enfant aujourd'hui
plein de vie. Et c'est sous les dehors de la plus entière
insouciance qu'il subit une situation de famille faite pour
lui causer des préoccupations sérieuses ; loin de la mettre
en relief, avec le dessein de m'apitoyer sur son sort, il ne
me l'a révélée qu'incidemment et par hasard. Cela est-il
ordinaire ?

Troisièmement enfin, la tendance au mensonge sans
motif apparent, si fréquemment consignée dans la littéra-
ture médicale, s'est fait jour au moins une fois pour le cas
présent.

Alors, en effet, que je me livrais à la recherche des
antécédents héréditaires, le sujet ne mit aucune hésitation
à m'affirmer que son père avait toujours vécu comme un
modèle de sobriété. Or, le médecin de sa famille m'a mon-
tré depuis ce qu'il fallait penser d'une telle assertion.
Contraint ainsi de confesser la petite imposture dont il

s'était rendu coupable envers moi, C... n'y est arrivé que par des phrases entortillées sous toutes sortes de circonlocutions. Il n'a point le culte de la vérité. Certes, je devais m'en douter, pour avoir lu dans quelque endroit jadis :

> Et je sais même sur ce fait
> Bon nombre d'hommes qui sont femmes.

V

D..., engagé volontaire ; vingt-et-un ans ; sous-officier.

Pas d'antécédent de famille, si ce n'est que le père appartient à la catégorie banale des alcooliques inconscients, dont l'abondance proportionnelle croît à mesure que l'on gravit l'échelle sociale ; bien des maux humains revendiquent cet état antérieur au nombre de leurs causes héréditaires.

Pour antécédents personnels, de fréquentes épistaxis survinrent entre sept et dix-huit ans ; leur disparition coïncida avec l'évolution d'une fièvre typhoïde.

Caractère impressionnable ; esprit intelligent.

Ni défaillances, ni crises convulsives à aucune époque.

Ses débuts militaires furent satisfaisants. Déjà, depuis six mois il fonctionnait comme fourrier, lorsque, le 25 mai 1884, à la suite d'une émotion pénible, il éprouva des douleurs vives dans la région abdominale droite, avec facies péritonéal alarmant, qui déterminèrent son envoi à l'hôpital, où il reçut ultérieurement un congé de convalescence de deux mois, accordé pour péritonite aiguë et anémie consécutive.

Seconde entrée à l'hôpital le 30 octobre, dans des conditions identiques à celles de la première fois ; puis, après trois semaines de soins pour pérityphlite, nouveau congé de deux mois.

Ces incidents morbides répétés ne laissaient pas de me

préoccuper. S'agissait-il du tarassis ? Je projetai de m'en assurer à l'occasion prochaine, persuadé qu'elle ne se ferait pas attendre longtemps, quand le sujet serait de retour.

En effet, une crise douloureuse, reproduction exacte des précédentes, éclata le 2 avril 1885 ; elle apparut tant émouvante que le médecin appelé, non instruit de la situation, jugea indispensable l'envoi d'urgence à l'hôpital. Le malade m'échappait dès lors ; mais, après quarante-cinq jours de traitement pour typhlite, il consentit à rentrer au corps sans prendre de convalescence, et voici ce que j'ai noté depuis :

De constitution un peu délicate (tour de poitrine 0^m,78, pour une taille de 1^m,65), D..., encore affaibli par les circonstances récentes, présente à la surface abdominale, surtout dans sa moitié droite, des traces nombreuses de sangsues, consécutives à des applications multiples. Il a une hémianalgésie droite, et ne dissimule point la surprise que lui en cause la constatation, car, malgré sa vivacité intellectuelle, suivant la règle il vivait inconscient de cette particularité. Maintenant il s'explique pourquoi, dans des moments de distraction, son arme a plusieurs fois glissé de sa main.

La plupart des symptômes présentent beaucoup de mobilité : ainsi, l'on obtient aisément le transfert, qui s'opère même parfois sans cause appréciable ; le champ analgésié s'étend ou se resserre ; ou bien la vue est nette, ou survient de l'amblyopie monoculaire, avec diplopie et micropsie correspondantes. Ordinairement localisées dans le flanc droit, les douleurs cèdent avec une facilité merveilleuse à une simple friction manuelle, dont le premier contact néanmoins, pour léger qu'il soit, affecte toujours péniblement l'hyperesthésie locale. D'après D..., pareil résultat fut obtenu à diverses reprises par des applications de collodion, pendant qu'il se trouvait en convalescence. Ici et là, est-ce autre chose que de la thérapeuthique

suggestive ? Des moyens analogues ont également calmé
une céphalalgie frontale violente, accompagnée de nau-
sées, d'insomnie et de bouleversement des traits du visage.
La température reste normale. Une faible lassitude succède
seule aux souffrances aiguës.

Les exercices physiques provoquent une transpiration
abondante sur la moitié gauche de la tête et du cou, tandis
qu'à droite les régions symétriques s'humectent à peine ;
le col de la chemise comme l'intérieur de la coiffure
témoignent alors du phénomène avec netteté.

Egalement à gauche, l'odorat fait défaut.

Poussée à un certain degré, la faradisation devient plus
douloureuse sur le membre analgésié que sur le membre
sain.

Voilà donc un nouvel exemple de l'intérêt qui s'attache
à la reconnaissance opportune du tarassis, car il ne saurait
être indifférent d'apaiser un névropathe sous l'imposition
des mains, ou de l'énerver davantage par une médication
débilitante. Et comme « la forme non convulsive du mal,
forme éminemment insidieuse, existe dans l'armée avec
plus de fréquence peut-être que la modalité convulsive » ([1]), le médecin militaire, particulièrement, est tenu
de savoir la découvrir. Cela présente quelque difficulté,
sans doute : rien de surprenant à ce que les troubles du cas
actuel aient su dérober successivement leur essence à la
pénétration scientifique de trois praticiens de nos premiers
hôpitaux militaires. Mais tout embarras tombera bientôt
pour quiconque voudra « se persuader que l'affection est
commune chez l'homme, où l'on doit la rechercher avec
assurance aussi bien que chez la femme » ([2]), afin d'en
tirer sur le champ ses corollaires thérapeutiques, médico-

---

[1] Page 79, ci-dessus.
[2] Id.

légaux et autres, au double avantage de la science et du malade. Ma conviction intime touchant ce point spécial de la pathologie m'a permis de trouver sa confirmation évidente quatre fois en moins d'une année parmi neuf cents jeunes hommes presque tous vigoureux, bien que nul de mes sujets n'ait frappé l'attention par le bruit ou par le tumulte de ses attaques ; toujours en effet le mal s'est révélé sous des dehors relativement silencieux, et j'ai cru devoir laisser de côté beaucoup de névropathies tranquilles dont les manifestations adoucies m'ont paru trop frustes pour établir sur elles la base assurée d'une première démonstration.

Des faits comparables aux miens doivent couver un peu partout dans l'armée. Il n'est même pas téméraire de conjecturer que certains corps d'Afrique jouissent sous ce rapport d'une faveur particulière.

Au surplus, les observations intéressantes se multiplient en dehors du monde militaire. Qui donc, naguère, avant les conférences lumineuses de M. Charcot, soupçonnait en France la nature primordiale de nombreuses paralysies énigmatiques, écloses sans crise convulsive après des traumatismes variés ? Et que de particularités restent encore obscures ; d'autres même à peine entrevues. L'avenir nous ménagera des révélations inattendues jusqu'au jour où la grande névrose aura conquis pour jamais sa place immense dans le cadre nosologique.

VI

Le samedi 28 novembre 1885, E..., né à Bourges le 14 avril 1866, prit place comme malade dans un des grands hôpitaux de Paris. L'appréciation médicale de son cas n'était point sans présenter de la difficulté. Eu égard à sa profession de peintre en bâtiment, on dut songer à l'alcoolisme, à l'intoxication saturnine, qui, néanmoins, furent

successivement rejetés pour conclure à la dilatation stomacale, lésion réelle sans doute, mais dont le développement
modéré ne justifiait pas d'une façon convaincante le
recours d'un adolescent aux soins de l'assistance hospita-
lière.

Sous l'impression des diverses péripéties de l'interroga-
toire, j'avais acquis la presque certitude que l'on se trouvait en présence d'un tarassique. Cependant, comme j'étais
inconnu dans le service, où je pénétrais pour la première
fois, je crus devoir m'abstenir momentanément d'émettre
aucune opinion, et je réservai la communication de ma
pensée pour un entretien particulier ultérieur avec le
médecin traitant. S'il n'accepta point d'abord mon sentiment sans marques d'incrédulité, l'instant d'après, au lit
du malade, toute trace de doute ne s'en évanouissait pas
moins de son esprit.

De constitution débile, E... porte un large stigmate de
strumes à la région sous-maxillaire gauche. Le 7 octobre
1881, après un excès isolé d'absinthe, il fut pris de crises
nerveuses avec perte de connaissance, mal qui, dans la
suite, se reproduisit fréquemment, et jusqu'à quatre fois
par jour. Puis, peu à peu, les rémissions augmentèrent de
durée. Précédée d'un apaisement de huit mois, la dernière
manifestation convulsive remonte elle-même à six mois
en arrière, et vint après une vive contrariété.

Actuellement : pas d'action réflexe sous l'impression du
doigt introduit dans la gorge jusqu'à l'épiglotte ; perte
presque totale du goût et de l'odorat ; diplopie et micropsie droites ; parésie auditive du même côté ; point hyper-
esthésique vers les dernières épineuses dorsales ; épigastralgie ; sensibilité costale inférieure et sensibté iliaque
très exagérées à gauche, sous la moindre pression ; insensibilité presque complète à la douleur dans toute l'étendue des téguments de la moitié droite du corps, où
cependant le tact, bien qu'amoindri, persiste suffisam-

ment. De ce même côté, tous les muscles des membres sont parésiés : la main droite ne donne que 10 au dynamomètre à pression digitale, alors que la main gauche atteint 40 ; la jambe traîne un peu dans la marche, surtout pour les premiers pas. Parallèlement, on constate une légère diminution du sentiment musculaire ; du sentiment musculaire, et non du « sens musculaire », locution vicieuse dont on déplore l'emploi dans l'enseignement d'hommes autorisés. Le sens et le sentiment, en effet, ressortissent à deux ordres de perceptions qui diffèrent entre elles au degré de l'objectif et du subjectif. Mais, il semble qu'une fatalité ait voué cette affection à la confusion du langage. Bref, le sentiment musculaire, acte physiologique intérieur que toujours l'organisme bien portant exécute de lui-même en silence comme tout autre phénomène vital, n'est que faiblement atteint chez ce malade. A peine tâtonne-t-il sous l'occlusion oculaire pour toucher à volonté de la main droite les divers points de son corps. Il sait où se trouvent ses membres dans son lit, perception qui lui vient aussi en quelque mesure de l'action tactile sur les draps.

Amoindrissement du toucher, diminution du sentiment musculaire, amyosthénie, sont trois causes dont la réunion chez E... troubla suffisamment sa précision manuelle dès la première attaque pour l'obliger à quitter la profession de dessinateur qu'il exerçait alors. Après dix-huit mois de soins pris en famille et dans les hôpitaux, où, dit-il, on le considéra comme épileptique, il s'est fait peintre en bâtiment, métier auquel il doit aussi renoncer aujourd'hui, parce qu'il ne peut plus tenir les bras en l'air et parce que son pinceau lui échappe des mains.

Voilà pour l'ensemble des caractères somatiques les plus importants.

Quant au côté mental du sujet, l'esprit en est fantasque comme celui de bien des femmes. Rarement les hommes atteints de tarassis offrent un pareil degré d'évagation, car la grande névrose les rend pour la plupart aussi taciturnes qu'elle fait les femmes évaporées.

VII

Tarassiques de toute condition sociale, de tout aspect physique, de toute âme emplissent le monde ; chacun en conviendra bientôt, une fois passée la première surprise. Je n'éprouverais nulle difficulté pour entasser observation sur observation ; mon travail y gagnerait moins en intérêt qu'en longueur.

Sommes-nous donc en présence d'une maladie nouvelle, ou d'une affection qui ait augmenté de fréquence à notre époque ?

La maladie n'est pas de création récente. On la retrouve dans le passé par de nombreux exemples méconnus jusqu'ici, ou mal interprétés ; j'en relaterai tout à l'heure quelques-uns des plus remarquables. Aucune donnée précise ne permet d'évaluer sa fréquence relative aux divers âges de l'humanité ; toutefois, il est à croire que les grandes causes dont on admet l'influence sur la multiplication moderne des affections nerveuses en général ne restent point indifférentes à l'éclosion du tarassis, ni à son perfectionnement. Notre temps en connaît deux principales ; elles ébranlent le système nerveux en portant leur action, l'une directement sur l'organe, l'autre sur la fonction. C'est d'un côté l'alcool, ainsi que chacun sait, et de l'autre une éducation trop littéraire, ou plutôt une éducation littéraire dépravée en ses principes, qui cultive l'imagination aux dépens du jugement, enseigne l'art de prendre les mots pour des faits, déroute partout la raison, représente les sophismes outrés comme productions avérées du sens commun. Par là s'explique l'affaissement des classes réputées dirigeantes naguère : comme elles ne recherchent d'autre nourriture intellectuelle que la lecture passionnée d'une presse byzantine, leurs dehors d'apparente gravité recouvrent un fond frivole insondable, où gît le secret de leur impuissance énervée. En réalité cependant, rien n'autorise à penser que le tarassis soit très sensiblement impressionné par cet agent psychique ; il est du reste compatible jusque dans l'extrême vieillesse avec une intelligence vaste et une incontestable supériorité de caractère, contrairement à l'épilepsie, qui conduit à la démence : promoteurs d'idées nouvelles, puissants agitateurs d'hommes souvent en ont gémi, et peut-être ne vont-ils jamais sans une parcelle du mal, car c'est surtout par leur énergie contagieuse de vertige qu'ils entraînent les masses populaires. Sans doute, il n'en surgit guère parmi la classe abondante des tarassiques d'humeur concentrée ; la plupart sont remarquables d'exaltation ; leur complexion inquiète, un besoin impérieux de mouvement, de déplacements continuels, les instigue aux tentatives extraordinaires : pour eux, la mort tragique n'est pas chose inouïe.

Quand on lit les œuvres de Jean-Jacques Rousseau, ses *Confessions,* sa *Correspondance ;* qu'on l'entend parler du mal indéterminé dont il souffrit durant toute son existence ; qu'on lui voit répandre « des torrents de larmes » ; qu'on écoute ses lamentations éloquentes ; qu'on le suit dans les méandres de son esprit dyscole ; que l'on considère les motifs souvent futiles de ses fréquents voyages, de ses pérégrinations incessantes, entreprises, comme il le dit lui-même, par « je ne sais quelle fatalité qui me détermine indépendamment de ma raison » (¹), l'on ne saurait se défendre de méditer en lui sur la grande névrose. Si néanmoins un doute restait encore, il s'effacerait vite en lisant Corancez, qui, après avoir longtemps vécu dans

---

(¹) *Lettre à M. du Peyrou,* datée de Chiswick, 14 mars 1766. — Paris, chez Giguet et Michaud, an XI.

l'intimité de Rousseau, imprima l'année même où son ami mourut une notice biographique précieuse pour l'exacte connaissance de cet homme célèbre. « Lorsqu'il était lui, rapporte Corancez, il était d'une simplicité rare, qui tenait du caractère de l'enfance ; il en avait l'ingénuité, la gaîté, la bonté, et surtout la timidité. Lorsqu'il était en proie aux agitations d'une certaine qualité d'humeur qui circulait avec son sang, il était alors si différent de lui-même, qu'il inspirait, non pas la colère, non pas la haine, mais la pitié...

» ... Il se mit devant sa petite épinette, mais dans un tel état que ses doigts tremblaient sur les touches, et que sa voix ne pouvait se faire un passage ; il toussait, soupirait et s'agitait, en nous assurant que cela ne tarderait pas à passer. Il parvint en effet à chanter ses deux airs...

» ... Je le voyais souvent dans un état de convulsion qui rendait son visage méconnaissable, et surtout l'expression de sa figure réellement effrayante. Dans cet état, ses regards semblaient embrasser la totalité de l'espace, et ses yeux paraissaient voir tout à la fois ; mais, dans le fait, ils ne voyaient rien. Il se retournait sur sa chaise et passait le bras par dessus le dossier. Ce bras, ainsi suspendu, avait un mouvement accéléré comme celui du balancier d'une pendule...

» ... Il est certain qu'il avait, en naissant, le germe de cette affreuse maladie, qui, comme toutes les autres, a eu ses périodes, son commencement, son milieu et sa fin » (¹).

Peut-on exiger d'une plume incompétente une description nosologique mieux caractérisée ? Seul le nom de la maladie reste dans l'ombre ; s'il n'existait pas alors, comment le chroniqueur aurait-il su l'écrire ?... à moins d'appli-

---

(¹) *De Jean-Jacques Rousseau*, par Corancez. Paris, 1778.

quer un de ceux dont les vieilles annales souillèrent trop
de fois la mémoire des plus grands personnages.

Sans beaucoup s'écarter de la matière, il est à noter au
passage que la science moderne verra, dans le cas de
Jeanne Darc, un précédent à la multiplication des images
suggestives développées chez les grandes hypnotiques, par
progression géométrique jusqu'à l'infini, au gré de l'expé-
rimentateur : « Jeanne dit et confessa qu'elle avait eu des
apparitions qui venaient fréquemment à elle en grande
quantité et en minime étendue ([1]). Ce dont je me souviens
le mieux, c'est que, d'après son dire, ses apparitions
venaient en grande multitude et en minime étendue » ([2]).

En décrétant Mahomet d'épilepsie, l'histoire a calomnié
le tempérament du grand prophète. Dès son jeune âge, il
étonnait par sa manière d'être. Plus tard, dans des visions,
l'ange Gabriel lui apparaissait sous forme humaine.
« Autour de lui, si ce n'est parmi ses proches, on prenait
les désordres de son intelligence en pitié quand on ne les
prenait pas en colère... Tous les témoignages s'accordent,
en remontant à ceux d'Ayésha, sa femme, et de Zeïd, fils
de Thâbit, le premier éditeur du Coran, pour constater que
dans les moments où Mahomet était inspiré, il tombait en
un état extraordinaire et très effrayant. La sueur coulait
alors de son front, même pendant les saisons les moins
chaudes de l'année ; ses yeux devenaient rouges de sang ;
il poussait des gémissements, et la crise se terminait le
plus souvent par une syncope, qui durait plus ou moins de
temps ; il n'aimait pas qu'on le vit en ce désordre et ses
amis les plus familiers n'osaient en ce moment lever les
regards sur lui. Sans reconnaître dans ces émotions singu-

([1]) *Procès de condamnation de Jeanne d'Arc,* déposition de frère
Jean Toutmouillé, traduction de Joseph Fabre. Paris, 1884, Ch. Delagrave.
([2]) Même ouvrage, déposition de frère Martin Ladvenu.

lières des attaques d'épilepsie, comme on l'a bien des fois
prétendu, on peut croire que les récitations du Coran
étaient toujours accompagnées pour Mahomet d'un trouble
profond. Persuadé de sa mission divine, comme il l'était,
il avait pu arriver assez vite à penser que Dieu même par-
lait par sa bouche. » Ainsi s'exprime Barthélemy Saint-
Hilaire sur l'illuminé de la Mecque, pour repousser ensuite
l'opinion de « Monsieur A. Sprenger, qui, médecin en
même temps que philologue, a consacré un chapitre
presque entier à l'hystéricisme de Mahomet » (¹).

Avec son impartialité sereine, l'histoire n'a pas mieux
traité le génie de César que celui de Mahomet. « Cesar s'ex-
posait volontiers à tous les périls, et ne se refusait à aucun
des travaux de la guerre, dit Plutarque. Ce mépris du danger
n'étonnait point ses soldats, qui connaissaient son amour
pour la gloire ; mais ils étaient surpris de sa patience dans
des travaux qu'ils trouvaient supérieurs à ses forces ; car il
avait la peau blanche et délicate, était frêle de corps et
sujet à des maux de tête et à des attaques d'épilepsie » (²).

N'ayant jamais été médecin, Plutarque est excusable en
son erreur ; il écrivait plus d'un siècle après la mort de
César, et ne le jugeait que d'après les rapports du temps
passé. Nos confrères de l'époque le trompèrent sur l'état
morbide du héros comme pourraient faire nos contempo-
rains.

(¹) *Mahomet et le Coran,* par Barthélemy Saint-Hilaire, in-8°. —
Paris, 1865, Didier et Cⁱᵉ.

Il n'est pas probable que Barthélemy Saint-Hilaire eût présent à
l'esprit le portrait médical de Rousseau par Corancez pendant qu'il
retraçait lui-même la physionomie pathologique de Mahomet ; aussi la
similitude, parfois l'identité, des termes et des expressions dont se
servent les deux historiens n'en sont-elles que plus remarquables :
« Agitations d'une certaine qualité d'humeur... désordres de l'intelligence... — Inspirer la colère, la pitié... prendre en pitié, en colère... —
Figure effrayante... état très effrayant...— Regards perdus... yeux rouges
de sang... », — etc.

(²) *Vie des hommes illustres,* de Plutarque, traduites par Alexis
Pierron. — Paris, 1845, Charpentier.

Toujours est-il que César montrait une grande agitation de caractère. Ses larmes coulaient aisément. « Il lisait, un jour de loisir, quelque passage de l'histoire d'Alexandre ; il tomba, après sa lecture, dans une méditation profonde, puis il se mit à pleurer. Ses amis étonnés, lui en demandèrent la cause. N'est-ce pas, dit-il, un juste sujet de douleur, de voir qu'Alexandre, à l'âge où je suis, eût déjà conquis tant de royaumes, et que je n'aie encore rien fait de mémorable ? » La hardiesse des procédés n'arrêta jamais ses entreprises : à peine nommé consul, « il publia des lois dignes du tribun le plus audacieux. Il proposa, par le seul motif de plaire au peuple, des partages de terres et des distributions de blé. » Et qui reconnaîtra la promptitude de l'aura, pas plus que l'inconscience épileptique, dans l'épisode suivant, relatif à la bataille de Thapsus ? « ... D'autres prétendent que César ne fut pas présent à l'action ; qu'au moment où il rangeait son armée en bataille et donnait ses ordres, il fut pris d'un accès de la maladie à laquelle il était sujet ; dès qu'il en sentit la première atteinte, et avant que le mal lui eût entièrement ôté l'usage de ses sens et de ses forces, il se fit porter, déjà saisi du tremblement, dans une des tours voisines, où il attendit en repos la fin de l'accès. »

En vérité, César était un tarassique illustre.

Maintenant, voici venir Socrate, si singulier dès son enfance, et durant toute sa vie, que Zénon l'Epicurien le surnomma plus tard bouffon d'Athènes. Son démon, ou esprit familier, a grandement intrigué historiens, philosophes et médecins. Toutefois, « il n'y a que quelques modernes, dit Lélut, qui, ne pouvant expliquer, ont, pour la plupart, pris le parti de nier ou de traiter Socrate d'imposteur » (¹). Lélut en fait un fou.

(¹) LÉLUT, *Le Démon de Socrate*. — Paris, 1836, Trinquart.

« Socrate eut des extases, presque des accès de catalepsie... Au siège de Potidée, qui dura trois ans, pendant
l'hiver, il avait marché nu-pieds, sur les glaçons, vêtu à la
légère, comme à son ordinaire, ce qui étonna beaucoup
ses amis ou ses compagnons d'armes. L'été vient, et voilà
qu'un beau jour on le trouve debout dans la campagne,
regardant fixement le soleil, comme font certains aliénés
frappés d'incurabilité. On va, on vient autour de lui, on se
le montre du doigt. Socrate n'y prend garde. Le soir
arrive ; des soldats Ioniens apportent leurs lits de campagne en cet endroit, pour observer s'il passera la nuit dans
la même posture. C'est ce qui eut lieu, en effet, et ce ne
fut que le lendemain, au lever du soleil, qu'après avoir
fait un grand salut à l'astre, Socrate se retira, à pas lents,
dans sa tente, sans mot dire, et sans faire attention à ceux
qui le suivaient, tout stupéfaits d'une pareille scène » [1].

L'extase de Potidée ne fut point chose exceptionnelle
dans la vie de Socrate. Sans durer aussi longtemps chaque
fois, cet état le prenait souvent ; ainsi lui arriva-t-il le soir
qu'il se rendait au souper d'Agathon. En une autre circonstance, Plutarque fait dire à Théocrite : « Un jour que
j'allois chez le divin Euthyphron, Socrates montoit à mont
(comme il t'en peult bien souvenir, Simmias, car tu y étois
aussi) vers le lieu appelé *Symbole*, et vers la maison
d'Androcydes, interrogant par le chemin tousjours et
harrassant de questions Euthyphron, par manière de jeu ;
et lors il s'arresta tout soudain et s'appuya, demourant
attentif, un assez long temps ; puis s'en retournant tout
court, s'en alla par la rue des faiseurs de coffres, et faist
appeler ceulx de ses familiers qui étoient devant parce que
son esprit luy deffendoit d'aller par là [2]. — Il s'arrêtait
tout court, quelquefois sans motif apparent, d'autrefois à

---

[1] LÉLUT, *Du Démon de Socrate.*

[2] *Du Dœmon, ou Esprit familier de Socrates. En forme de devis.*
PLUTARQUE, traduction d'Amyot. — Paris, an XI.

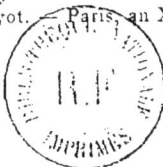

LANOAILLE DE LACHÈSE   7

propos d'un éternuement venu de lui ou d'un de ses voisins » (LÉLUT). Pour ce dernier fait, les plaisanteries sarcastiques n'ont pas été ménagées au Démon. On ne soupçonnait point alors l'influence suggestive du son sur la catalepsie, non plus que celle de la lumière, qui suivant toute vraisemblance causa l'extase de Potidée. « Cette singulière action d'un bruit intense et inattendu, dit M. Paul Richer, dans ses *Etudes cliniques* de la Salpêtrière, donna lieu à plus d'un accident singulier. Un jour de Fête-Dieu plusieurs hystériques qui suivaient la procession sont rendues cataleptiques par la musique militaire qui, chaque année, vient, dans l'intérieur de l'hospice, prêter son concours à cette solennité. Une autre fois l'une d'elles tombe cataleptique en attendant un chien aboyer. Une autre profite d'un jour de sortie pour aller au concert du Châtelet. Trois fois pendant le cours de la séance musicale, elle est rendue cataleptique. La personne qui l'accompagnait en cette circonstance connaissait le moyen bien simple de faire cesser ce genre de catalepsie ; elle n'avait qu'à lui souffler sur le visage pour la rendre aussitôt à la vie commune et au concert » ([1]).

Que n'aurait-on pas conté de Socrate si l'aboiement d'un chien l'eût immobilisé ?

Poursuivre davantage l'énumération rétrospective des tarassiques fameux excéderait les proportions générales de cette monographie. Je m'arrête donc, me bornant à indiquer pour le temps présent que l'épingle du neurologue, orientée dès l'abord par les marques irréfragables d'une agitation maladive, décèlera sans surprise mainte analgésie tégumentaire chez les sommités politico-sociales en faveur auprès de la naïveté rurale, ou de l'éthylisme urbain.

([1]) Paul RICHER, *Etudes cliniques sur la grande hystérie,* p. 529. — Paris, 1885, A. Delahaye et E. Lecrosnier.

VIII

Eh bien oui, concède-t-on enfin, il est vrai, l'hystérie fut souvent méconnue : et que de maladies dont on en pourrait dire autant ! Faudra-t-il bouleverser leur nomenclature pour si peu ? Commettrions-nous moins d'erreurs après qu'avant ? Non, non ; on voit tout de suite les inconvénients nombreux qu'il y aurait à changer une dénomination dès longtemps acceptée ; quant aux avantages possibles, ils n'apparaissent point avec même évidence.

Puisque les considérations développées au paragraphe III ne constituent pas une argumentation péremptoire, il ne me reste plus que peu de mots à dire.

A la manière de tous les groupes humains qui tendent à confiner leur existence dans une atmosphère déterminée, les médecins subissent l'influence de milieu jusqu'à ne pas voir que l'orbe où ils se meuvent frôle parfois le ridicule. Trop souvent ils déconcertent les profanes aux dépens de la gravité professionnelle.

Voici, par hypothèse, devant ses juges, tel auteur de crime, ou de délit, commis vers le début d'une méningo-encéphalite interstitielle chronique diffuse. Est-ce un nom ou une description complète ? C'est un nom que l'expert, homme idoine en science médicale, hésite à présenter aux magistrats. Pour parvenir à se faire comprendre, il montre l'accusé dans un état continuel de mouvement, ne tenant pas sur place, ne dormant point, marchant du matin au soir, écrivant et parlant sans cesse, puis, il se résume en le déclarant atteint de paralysie générale.

Ces petites excentricités fourmillent. Si le comique redouté du xviie siècle raillait encore, il aurait beau jeu parmi nous ; convenons-en de bonne grâce.

Mais, gardons-nous par-dessus tout de gloser utérus pour des souffrances de troupier, et croyons que la statistique médicale de l'armée saura, longtemps dans l'avenir, protéger ses tableaux contre un vocable en seul rapport d'antagonisme avec le sexe de nos soldats.

UN DIAGNOSTIC

Aux premiers mois de l'année 1882, une épidémie béni-
gne de grippe apparut à Limoges, et frappa plusieurs
militaires du 78ᵉ régiment d'infanterie. Le 5 février, un
jeune soldat de la classe récemment incorporée, malade à
la chambre depuis six jours, fut pris à l'infirmerie comme
atteint de cette affection. Il toussait, il avait la fièvre, il
était fortement courbaturé. Son état s'aggrava bientôt. Des
vomissements apparurent, revenant après chaque repas,
après l'ingestion de tout aliment, de toute boisson, de
toute substance médicamenteuse. Un certain nombre de
soins hygiéniques spéciaux, étrangers à mes moyens
d'action, me paraissant impérieusement indiqués, j'envoyai
le malade à l'hôpital (16 février), avec le nouveau diagnostic de gastrite aiguë, qu'accepta mon confrère alors en
service, et que maintint son successeur.

Durant trois mois furent essayés tour à tour les traitements les plus divers : lavages de l'estomac, sirop de
morphine, gouttes amères, vermifuges, quinine, eau de
Vichy, régime lacté, etc., mais en vain. De jour en jour,
le malheureux s'affaiblissait par degrés. Un congé de convu-
lescence lui fut accordé : le 20 mai, il quitta l'hôpital,
pour se rendre dans la Haute-Auvergne, son pays, où le

médecin de sa famille, qui semble, lui aussi, l'avoir considéré comme atteint de gastrite, essaya, entre autres moyens de traitement, outre la continuation du régime lacté, essaya, dis-je, les injections hypodermiques de morphine et les vésicatoires au niveau de l'estomac.

Après quatre mois d'absence, mon malade m'est revenu portant empreinte sur son visage, et répandue dans toute son attitude, une expression morbide extraordinaire, indéfinissable, qui révèle tout de suite à l'observateur l'existence certaine d'un trouble profond de l'organisme. Aussi n'ai-je point hésité à le reprendre à l'infirmerie, le jour même de son retour (20 septembre).

De taille moyenne, bien conformé dans son ensemble, moins affaibli d'apparence que ne semblent le comporter ses longues souffrances, le jeune homme qui fait le sujet de cette observation aura vingt-deux ans révolus le 1er novembre prochain. Il accuse à l'épigastre une sensation douloureuse, que la pression exaspère, sans que la palpation de la région dolente parvienne à fournir aucun autre renseignement. Un léger enduit blanchâtre recouvre la langue. Il existe une sensation d'amertume, dont se plaint le malade : sa bouche est mauvaise, dit-il.

Une teinte jaune des sclérotiques, manifeste quoique sans grande intensité, dirige mon attention du côté du foie, qui me paraît normal. Il en est de même de la rate.

Outre la douleur abdominale, une céphalalgie permanente se fait sentir au sommet. Son degré s'est beaucoup accru depuis un mois.

Pas de paludisme antérieur.

L'insuccès absolu de tous les traitements employés me donne des doutes sur la justesse du diagnostic. Aussi continuai-je mes investigations. Un instant je me crois au but, lorsque le stéthoscope, appliqué au tiers de la distance qui sépare l'appendice xiphoïde de l'ombilic, apporte à mon oreille un bruit de souffle intense, isochrone aux battements du cœur... Mais la main ne perçoit la sensation d'aucune tumeur expansive ; les pouls fémoraux ne sont point en retard sur la pulsation radiale ; le bruit de souffle, nettement entendu lorsque le malade est couché sur le dos, disparaît dans tout autre position, tant horizontale que verticale. La compression de la partie vertébrale correspondante ne provoque aucune douleur.

Ces recherches à tâtons se succèdent pendant deux ou trois jours. Je ne suis secondé en rien par le malade, qui ne prend l'initiative d'aucune indication. Ses réponses lentes, courtes, monotones, sont presque toutes négatives. L'état inculte de son intelligence primitive ne fournit aucun stimulant à l'apathie physique et morale qui constitue le fond de sa manière d'être.

Le jour du retour de convalescence, mon attention glissa légèrement sur une teinte bistrée de la peau, que j'attribuai à l'influence combinée du grand air et du soleil sur les téguments d'un homme qui venait de passer quatre mois d'été à la campagne. Ne voyant point cette coloration s'atténuer par le séjour à l'infirmerie, l'idée que je me trouvais en présence d'une maladie d'Addison se présenta à mon esprit.

Dès lors, je comprenais mon malade. La plupart des symptômes observés jusque-là trouvaient une explication séduisante de vérité. Leur valeur diagnostique apparaissait d'autant plus évidente encore que, l'attention une fois éveillée, d'autres symptômes restés dans l'ombre venaient d'eux-mêmes se joindre aux premiers pour faire ressortir désormais la puissance caractéristique de tout leur relief.

C'est en prenant pour guide ce nouvel ordre d'idées que je vais esquisser maintenant la suite de mon observation.

Un mot, toutefois, avant d'aller plus loin.

Comme j'ai interrogé nombre de sensations purement subjectives, faciles à simuler, et que j'ai tenté diverses épreuves contre lesquelles la volonté captieuse d'un sujet déloyal n'est pas toujours désarmée, j'ai cru devoir m'entourer des précautions les plus minutieuses pour arriver à la découverte de la vérité. Aujourd'hui, ma confiance en la bonne foi profonde du pauvre garçon qui m'occupe est entière. Je demande au lecteur de la partager sans aucune arrière pensée de doute.

Voici les faits :

Vers la fin de janvier de l'année courante, pendant la nuit, éclatait un incendie ou se rendit la troupe. Quand le travail fut terminé, les hommes, réunis pour le retour, restèrent un instant au repos, avant de se mettre en marche. C'est alors que l'un d'eux, mon malade actuel, baigné de sueur, éprouva les premières sensations d'un refroidissement considérable. Rentré à la caserne, il ne put consentir à suivre un de ses camarades, qui voulait le conduire à la cantine pour y prendre du vin chaud. Un sentiment de lassitude inexprimable lui faisait désirer son lit par-dessus tout.

Telle paraît être l'origine de la maladie.

Je passe, sans m'y arrêter une seconde fois, sur l'épisode médical du premier séjour à l'infirmerie, du temps d'hôpital, de la période de convalescence, pour arriver tout de suite à la constatation de l'état actuel.

La douleur épigastrique signalée plus haut est incessante. Chaque jour, après chaque repas, des vomissements se produisent ; solides et liquides sont en grande partie rejetés. Les selles, rares, comme sans abondance, en raison de la faible quantité d'aliments conservés, sont normales.

Bien que le foie n'ait changé ni de forme, ni de volume, il est certainement en souffrance, ainsi que l'indique la teinte jaune des sclérotiques. Il souffre peut-être par action réflexe, à moins qu'il ne soit tiraillé par le « tissu fibroïde » dont parle Vilks, « tissu résultant du travail inflammatoire, qui a uni les capsules surrénales au rein, au foie et aux parties adjacentes. » La gène de voisinage déterminée par les désordres anatomiques des capsules, ou bien encore par les désordres des ganglions semi-lunaires, n'est vraisemblablement pas étrangère non plus à la production du bruit de souffle retentissant que révèle l'auscultation de l'aorte abdominale.

Mais, laissons là les interprétations, pour revenir aux données de l'observation pure.

La teinte bronzée envahit les téguments dans toute leur étendue. Intense surtout aux aréoles des mamelons, on la trouve aussi très marquée sur l'emplacement des vésicatoires. Au pénis, elle a fortement pigmenté le fond de tous les plis de la peau, dont le déploiement par l'extension donne à cette partie du corps un aspect zébré prononcé. La muqueuse buccale est colorée, sans présenter les taches canines signalées par nombre d'observateurs.

Rien de remarquable à noter du côté des ongles.

Les cheveux sont bruns et gros ; mais le malade ne sait dire s'ils ont toujours été ainsi : il se borne à faire observer que son livret le désigne comme les ayant châtains ; réflexion qui, pour simple qu'elle paraisse, n'en est pas moins à relever, car elle dénote un effort exceptionnel de sa volonté. L'asthénie est profonde. Elle se traduit par un besoin impérieux de repos. Le malade passe sur son lit la plus grande partie de la journée. Quand je le fais lever pour procéder aux détails de son examen, à tout instant il s'assied de lui-même, ici ou là, sans y être invité. Cette remarque n'est point banale pour qui connaît la puissance de l'éducation militaire touchant l'attitude déférente du troupier. Il s'assied péniblement, à la manière d'un vieillard que ses forces abandonnent, la tête penchée en avant, les mains dirigées vers le siège pour y chercher un point d'appui. Son maintien est languissant. Ses mouvements sont engourdis. Sa physionomie est apathique, impassible. Il ne répond qu'avec lenteur aux questions qui lui sont posées. C'est avec difficulté qu'on lui arrache un à un des renseignements précis.

Ses nuits se passent dans une insomnie presque complète, qu'il attribue aux douleurs d'estomac, ainsi qu'à certains embarras de respiration, dont il ne sait déterminer la nature d'une façon bien nette. Il ne s'endort jamais que pour quelques instants : le moindre bruit, le plus petit mouvement autour de lui interrompent son sommeil, que n'agite d'ailleurs aucun rêve pénible. Dès qu'il est ainsi réveillé, il change de position, se place sur le côté ou s'assied, et croit en éprouver quelque soulagement. Au demeurant, le besoin de sommeil ne se fait pas sentir.

Le cœur bat avec régularité, sans bruit anormal. Il n'existe aucun souffle dans les vaisseaux du cou. Diverses constatations du pouls recueillies à des heures différentes, dans des circonstances variées de repos physique ou d'activité relative, le montrent oscillant entre quarante-trois et soixante-trois pulsations à la minute.

Les respirations varient de 13,5 à 14,5 par soixante secondes. De même que le pouls, elles ne présentent pas d'intermittences brusques. Le poumon est sain. La toux du début a cessé depuis le jour où les vomissements se sont établis.

Il ne semble pas exister d'antécédents de tuberculose.

On ne voit ni sucre ni albumine dans l'urine, qui donne à froid, par le repos, sous forme d'un beau nuage floconneux, un sédiment dont la chaleur favorise la précipitation, tandis que l'acide azotique le dissipe promptement.

En résumé : douleur siégeant à l'épigastre ; troubles gastriques ; coloration bronzée des téguments ; asthénie profonde : ainsi se trouvaient réunis les caractères pathognomoniques de l'affection. Bien qu'ils fussent dès lors cliniquement établis, il n'était pas indifférent de les pouvoir corroborer par l'appoint des signes secondaires. Je m'enquis donc, entre autres choses, de savoir s'il n'existait point une répugnance particulière pour certains aliments.

La réponse m'ouvrit un nouvel horizon.

Mon malade a perdu l'appétit. Il ne sait trop pour quel motif il mange : par habitude ; pour faire comme tout le monde ; parce qu'il faut manger. Nulle répulsion spéciale n'existe pour tel ou tel aliment : quoi qu'il mange est pour lui « comme si c'était du bois ». Cependant, l'amertume d'une solution de quinine, que je lui fais avaler en manière d'expérimentation, est faiblement perçue vers la base de la langue.

Il ne reconnait plus les odeurs. L'odorat, comme le goût, ces deux sens corrélatifs, ont l'un et l'autre disparu graduellement, pendant le séjour à l'hôpital. Des vapeurs d'ammoniaque dirigées sur la pituitaire déterminent une sensation de picotement, moins obtuse dans la narine gauche que dans la narine droite ; mais elles n'affectent point l'olfaction. Elles provoquent le larmoiement et donnent naissance à un phénomène synesthésique, dont le siège se trouve sur les côtes du larynx, à hauteur du cartilage thyroïde.

De là à examiner l'ensemble des ramifications sensitives de la cinquième paire, il n'y avait qu'un pas.

Le territoire de la grosse portion du trijumeau, très anesthésié à gauche, est presque entièrement paralysé a droite. On peut piquer la langue, la muqueuse buccale, pincer la peau du menton, des lèvres, des joues, du front, sans provoquer de douleur. A droite ? « je sens peu de chose », ou : « je ne sens rien ». A gauche ? « je sens que vous me touchez » ; telle est la réponse constante. Les mouches vont, viennent, butinent, s'agitent comme bon leur semble sur tous les points du visage, sans agacer aucun réflexe. Le voile du palais, ses piliers, dont tous les mouvements sont conservés, ne s'émeuvent d'aucune provocation directe, tandis qu'ils réagissent à la pression, légèrement sentie, de la cuiller sur la base de la langue. La présence des aliments dans la bouche n'est perçue que lorsqu'ils arrivent vers l'isthme du gosier, où leur venue provoque aussitôt un mouvement de déglutition. Le malade boit sans que ses lèvres entrent en jeu, car le verre ne produit sur elles aucune sensation de contact. Il verse les liquides dans sa bouche, comme dans un tube inerte.

Cependant, il lui est possible de boire au chalumeau, tout en aspirant un peu d'air, et en laissant échapper quelques gouttes de boisson au pourtour de l'instrument. S'il se livre à cet exercice les yeux fermés, ne pouvant reconnaître alors par la vue la position du chalumeau, il l'enfonce très avant dans la bouche, pour en sentir l'extrémité supérieure au fond de la gorge. Ni les aliments liquides, ni les aliments solides ne sont avalés de travers. Comme la langue ne sait pas retrouver les parcelles alimentaires égarées, c'est la pulpe du doigt qui va à leur recherche.

La salive semble normalement sécrétée. Elle ne s'écoule point par la bouche.

J'aurais volontiers interrogé le degré de sensibilité des mâchoires par l'ablation d'un reste de dent cariée, si le sujet ne possédait trente-deux dents magnifiques, dont il ne souffrit jamais. La température des aliments ne les impressionne guère.

A l'application de la pulpe digitale, la conjonctive témoigne d'un certain degré de parésie. Néanmoins, l'action directe des vapeurs ammoniacales détermine à gauche l'occlusion énergique des paupières, en même temps que l'émission rapide de larmes abondantes. Le même phénomène se passe dans l'œil droit, sous une forme beaucoup plus calme.

Le jeu de la physionomie est complet, quoique, en raison de l'apathie générale, il ne traduise à aucun moment la moindre animation intérieure. Tous les muscles fonctionnent à volonté. Il n'existe aucune déviation des traits. Le malade siffle ; mollement, il est vrai ; sans énergie : c'est-à-dire qu'il siffle comme il parle. Siffler lui est pénible, à cause de la douleur qu'il en éprouve à l'estomac, dit-il. Sa bouche étant close par la seule contraction labiale, il gonfle les joues en soufflant, sans que l'air s'échappe entre les lèvres, ni par le nez. Les commissures se portent à droite et à gauche, au gré de la volonté. La langue possède la plénitude de ses mouvements. L'œil se déplace dans toutes les directions, sans trace de strabisme. Le front se plisse.

En examinant le front, je remarque sur la tête une cicatrice ancienne, recouverte par les cheveux. D'autres cicatrices, toutes à forme plus ou moins linéaire, existent au voisinage de la première. Elles sont dispersées sur le vertex, dans un espace de la largeur de la main. La table externe du crâne a subi des dépressions manifestes, en plusieurs points de leur étendue. Ces désordres résultent d'une chute faite du haut d'un rocher, à l'âge de onze ans. Il y eut perte de connaissance immédiate. La guérison survint un mois après, laissant à sa suite quelques sensations encéphaliques rares et fugitives, sans importance pour le malade, et une perte de l'ouïe, à droite. A ce propos, il me rappelle qu'il a signalé sa surdité partielle au moment de son incorporation, fait qui me revient parfaitement en mémoire. L'ayant examiné alors avec attention, sans parvenir à fixer mon jugement, je le présentai à un confrère dont la compétence spéciale en la matière est reconnue. L'épreuve que nous fîmes en commun nous laissa dans le doute. Si, aujourd'hui encore, l'examen otoscopique ne révèle aucun désordre matériel dans les parties de l'oreille accessibles au regard, du moins permet-il de constater la tolérance complète du conduit auditif pour les manœuvres du spéculum, lesquelles ne provoquent ni toux réflexe, ni douleur locale, pas plus à gauche qu'à droite ; à gauche, où cependant l'ouïe n'a rien perdu de son acuité. Les vibrations sonores d'un diapason posé sur la tête retentissent dans l'oreille gauche, sans impressionner l'oreille droite. Il n'y a pas de bourdonnements.

Le passage de la sonde, pour le cathétérisme de la trompe d'Eustache, un peu gêné à gauche, en raison de la conformation locale, détermine de ce côté une douleur assez vive. A droite, comme à gauche, la sonde provoque un mouvement de déglutition, lorsqu'elle arrive sur le voile du palais, et le bec de l'instrument, en pénétrant dans la trompe, éveille vivement le phénomène laryngé, déjà signalé à propos des vapeurs ammoniacales : « Vous me piquez-là », dit le malade, en portant son doigt sur le côté correspondant du cou. De la toux survient aussi.

L'apparition de l'anesthésie faciale doit être contemporaine, non de la perte de l'ouïe, qui est unilatérale, mais de l'occultation progressive du goût, qui, double comme elle, affecte des rameaux de la même branche nerveuse.

Mais, si l'on a lieu d'être surpris de ce que l'affaissement général du sujet l'ait rendu assez insouciant de sa personne pour lui cacher la disparition quasi complète de la sensibilité faciale, on a bien plus de peine encore à se rendre compte de quelle manière l'anesthésie a pu envahir le corps tout entier sans éveiller son attention. De la tête aux pieds, en effet, le malheureux a perdu presque tout sentiment. Quant je lui demande comment il est arrivé à un tel degré d'apathie sensorielle sans le remarquer, il se borne à répondre qu'il lui « semblait bien n'être pas tout à fait comme autrefois ». Quoi qu'il en soit, on peut le pincer, le piquer aux bras et aux mains, aux jambes et aux pieds sans produire de douleur. Il ne sent pas une épingle enfoncée dans le mollet droit. La piqûre à gauche est perçue avec une netteté relative. Pincé avec force sur la moitié gauche du corps, il se croit simplement touché. A droite, suivant les points explorés, il ne sent rien du tout ou croit sentir à peine. Sur la face postérieure du corps, il n'y a guère que les fesses et les lombes pour présenter une sensibilité très appréciable. On la retrouve des deux côtés, quoique toujours moins prononcée à droite qu'à gauche. En avant, l'épingle est perçue au voisinage de l'articulation tibio-tarsienne, où elle détermine la contraction des orteils. La sensation de piqûre acquiert de la netteté à l'aine, à la région mammaire, au menton et, comme il a été dit plus haut, dans les fosses nasales, où, néanmoins, aucune manœuvre ne parvient à provoquer l'éternuement.

Partout le coup d'épingle est mieux perçu que le pincement.

Ni la pression, ni le frottement ne sont sentis avec plus
de netteté quand leur action se prolonge que lorsqu'elle
est rapide.

Il semble y avoir eu, à l'époque du séjour à l'hôpital,
une perversion des impressions calorifiques subjectives.
Le malade avait toujours trop chaud ; il se découvrait sans
cesse. Ce trouble, s'il est encore réel aujourd'hui, s'exerce
en sens inverse, car le sujet ne parvient pas toujours à se
réchauffer dans son lit. Mesurée dans l'une et dans l'autre
aisselles, la température est normale des deux côtés.

Le contact des objets dont la température s'éloigne peu
de celle des téguments ne développe aucune sensation de
froid ni de chaleur. Un écart prononcé est indispensable
pour être reconnu : il est vivement perçu au delà de certaines limites. C'est ainsi que de l'eau très chaude, dans
laquelle, toutefois, l'observateur peut encore plonger la
main, brûle les pieds de son patient.

La sensibilité de température varie suivant les régions,
parallèlement aux impressions des autres modes de contact.

Bien qu'émoussé, le toucher proprement dit conserve
encore un certain degré de perfection relative à la pulpe
des doigts. Si, après avoir bandé les yeux de mon malade,
je le mets à cheval sur son lit (la largeur du lit de troupe
ne s'oppose point à cela), il ignore où ses membres inférieurs sont placés. Ainsi, pour toucher l'un de ses genoux,
il porte les deux mains à peu près au point où se trouverait ce genou s'il était rapproché de l'autre dans la position assise, palpe le drap en tous sens, finit par rencontrer
le pubis, et de là, en tâtonnant, se dirige par la cuisse
jusqu'au genou, qu'il dépasse et contourne plusieurs fois ;
puis enfin, il arrête sa main en forme de griffe au pourtour
de la rotule, et dit : « Je crois que j'y suis. » Quand je ne
lui recouvre les yeux qu'après l'avoir mis à cheval, il
dirige sa main, non sans quelque hésitation, vers l'endroit

où il sait que se trouve son genou. Mais, vient-il à manquer le but, il est dès lors tout dérouté. S'il rencontre le
rebord de son matelas, par exemple, il croit avoir affaire à
sa cuisse, et ne se décide à chercher ailleurs qu'après avoir
tâté longtemps. Veut-il joindre les deux mains, elles se
rapprochent avec lenteur, et, sur le point de se toucher,
elles oscillent à la recherche l'une de l'autre. Lorsque,
enfin, les pulpes se trouvent en contact, elles consacrent
un instant à se reconnaître ; puis, tout à coup, les doigts
sont entre-croisés délibérément. Il étend à volonté les
bras dans toutes les directions. Il dirige vers sa bouche un
verre à l'approche duquel la mâchoire inférieure s'abaisse
légèrement, pendant que la main restée libre cherche du
bout des doigts à préciser la position des lèvres. Il éprouve
les plus grandes difficultés, même en s'aidant des mains, à
remettre ses jambes dans son lit, où il lui semble qu'elles
se trouvent déjà. Toutefois, en raison de l'anéantissement
général, cette manœuvre reste encore laborieuse après
l'enlèvement du bandeau oculaire.

Un petit abcès furonculeux de l'aisselle gauche révèle sa
présence à la main droite, qui passe là par hasard, le jour
même où il est assez avancé pour s'ouvrir naturellement.
L'ouverture est agrandie à l'aide du bistouri, l'abcès est
comprimé entre les doigts, sans que la sensibilité en soit
le moins du monde affectée. La cicatrisation complète survient en moins de quarante-huit heures.

L'abolition de la sensibilité génitale est absolue. Il n'y
a pas eu la moindre érection depuis le commencement de
la maladie. Les désirs vénériens font défaut. Pas de pertes
séminales. Cependant, les testicules présentent un volume
normal.

Les besoins d'uriner, ainsi que les besoins d'aller à la
selle, nettement éprouvés, reçoivent une satisfaction facile.

Le chatouillement des pieds n'est pas perçu, bien qu'il
existe là un reste de sensibilité tactile. La pression forte
d'un orteil n'exerce pas d'influence évidente sur la dilata-

tion pupillaire. Le phénomène du genou est affaibli, et cela un peu plus, peut-être, à gauche qu'à droite. A droite, comme à gauche, le crémaster réagit au pincement et au frottement de la peau interne des cuisses. Par leur contact sur les cuisses et sur l'abdomen, les corps froids et les corps humides ne donnent naissance à aucun mouvement réflexe. L'application brusque dans la région sous-ombilicale d'un linge imbibé d'eau à la température extérieure exaspère la douleur stomacale.

Pendant que le bandeau recouvre les yeux, on n'éprouve aucune difficulté à reconnaître la conservation bilatérale, encore assez parfaite, de la notion des poids. Le bras résiste, en effet, d'une façon correcte, à l'action d'un corps plus ou moins lourd qu'on laisse tomber dans la main. Mais, si l'on place dans chaque main un poids de valeur inégale, la différence n'en est appréciée qu'autant que l'écart n'est pas trop faible : cinq cents grammes d'un côté et cent grammes de l'autre, par exemple. Un poids de cinquante grammes ou, à plus forte raison, au-dessous, ne révèle pas très bien sa présence. Alors, par des mouvements des doigts, le malade le conduit vers la pulpe, où il semble tâter la densité, comme un aveugle s'efforce de tâter les couleurs.

Tous les muscles, à droite comme à gauche, réagissent à l'action des courants. Quand ces courants sont faibles, les contractions surviennent sans que le sujet en ait conscience ; en acquérant de l'intensité, ils deviennent sensibles jusqu'à la douleur, douleur ressentie surtout au voisinage des articulations et des implantations musculaires. La faradisation de la face est perçue dans les nerfs dentaires.

Mesurée au dynamomètre, la puissance musculaire des bras donne le résultat suivant :

La traction exercée sur les deux extrémités de l'appareil, tenues simultanément par la seconde phalange des indicateurs, déplace l'aiguille de quatre kilogrammes. L'écart atteint sept kilogrammes, dans un effort suprême, quand l'une des extrémités de l'instrument étant confiée à un aide l'autre est saisie par un seul des indicateurs, droit ou gauche : le résultat est le même des deux côtés. Sous l'effort, le membre, agité d'un tremblement énergique, cède tout à coup, comme ferait un appareil à détente.

La marche est un peu hésitante, ainsi qu'elle pourrait l'être sous le poids des années. Elle est moins assurée encore, cela va sans dire, lorsque les paupières sont closes. Mais il ne se produit pas le moindre ébranlement ataxique ; il n'y a point de chute à redouter. Le malade exécute à son gré les mouvements les plus divers : il va, il vient, s'arrête, tourne à droite, à gauche, détache alternativement chaque pied du sol, pour rester ainsi sur l'autre durant quelques secondes. Et tout cela, je le répète, sans y voir.

La jambe droite semble un peu plus paresseuse que la gauche, dans la marche.

Les lèvres ne tremblent pas ; ni la langue ; ni les mains étendues.

Il n'y a pas de fourmillements. Pas de rachialgie spontanée, ni de rachialgie provoquée. Jamais de convulsions. Pas de contractures. Pas d'athétose.

Il n'y eut de douleurs fulgurantes à aucune époque. Point d'élancements en coups de canif dans les joues. Pas d'arthropathies indolentes. Pas de spasmes de la glotte. Pas de hoquet. La sensibilité tactile est moins altérée que les autres modes de sensations, contrairement à ce qui se voit dans l'ataxie locomotrice. L'acuité visuelle n'a pas diminué : c'est le malade qui l'affirme. Je ne cherche pas à la mesurer avec exactitude, en raison des difficultés insurmontables que je rencontrerais dans la situation intellectuelle du sujet. De fait, il distingue nettement tous les objets. Peut-être y voit-il un peu moins bien de l'œil droit que du gauche, dit-il ; ce qui n'a rien de bien extraordinaire en soi, et trouve, à tout prendre, son explication

naturelle dans la présence d'un haut degré d'hypermétropie. Les papilles sont normales. Les mouvements synergi-
ques des iris s'exécutent sans mydriase, avec un ensemble
parfait.

Là se termine le compte rendu de cette observation
privée d'autopsie. Il y aurait certes grand intérêt à connaître l'état du cerveau, du grand sympathique, de la
moelle ; à voir, entre autres choses, s'il n'existe pas
de désordres de la substance grise que l'on puisse rat-
tacher à une ischémie subite déterminée par le froid ;
à rechercher si une part des accidents actuels pourrait
être envisagée comme dépendant d'une prédisposition
individuelle créée par la chute faite à l'époque de l'enfance. Pour cela, il était facile d'attendre une mort
qui ne saurait tarder. Mais, guidé par des considérations étrangères à toute idée de recherche expérimentale
touchant à la physiologie pathologique, j'ai mieux aimé
procurer à mon malade une des dernières satisfactions
de son existence, en le rendant à sa famille. Il est parti
le 16 octobre pourvu d'un congé de réforme n° 1, avec
gratification.

Si le lecteur, après avoir parcouru les développements
qui précèdent, blâme leur longueur et leur confusion, je
le prie de considérer que la relation détaillée d'un cas
médical particulier ne constitue jamais qu'une œuvre
littéraire aride par essence, quelle que puisse être d'ailleurs sa valeur scientifique. Ce n'est pas qu'en laissant
voir ici l'incertitude et les péripéties de mes investigations je croie avoir trouvé moyen d'échapper à la
règle commune ; mais du moins me convient-il de penser que chacun a puisé dans mon récit la satisfaction
de se faire à soi-même l'idée nette d'un diagnostic que

je me suis vu sur le point de formuler à diverses reprises (¹).

19 octobre 1882.

(¹) Parue d'abord comme brochure en 1882, avec le titre ci-dessus de
Un Diagnostic, puis, l'année suivante dans la *Gazette Hebdomadaire
de Médecine et de Chirurgie*, page 465, sous la rubrique de « *Maladie
d'Addison ; difficulté de diagnostic* » formulée par Dechambre, rédacteur en chef, pour en faciliter l'insertion à la table des matières, cette
observation trouva ultérieurement la révélation de son identité dans
Tarassis, dont elle avait été elle-même le précurseur incontestable.

SUR LES « PSEUDO-PÉRITONITES »

A Monsieur le Docteur J. Lucas-Championnière,

Rédacteur en chef du *Journal de Médecine et de Chirurgie pratiques.*

Courbevoie, le 1ᵉʳ janvier 1896.

Monsieur le Rédacteur,

Je désire vous présenter quelques brièves considérations sur le passage suivant de l'article 16.619 contenu dans le dernier numéro de votre journal (25 décembre 1895) :

« Les *pseudo-péritonites* sont évidemment rares. Or, M. Crouzet ne cite guère que le cas de M. Bessler dans lequel on lit... » etc.

Je puis vous en indiquer un autre : il se trouve dans un travail publié pour la première fois, le 11 novembre 1884, par la *Gazette des Hôpitaux*, sous le titre de *Tarassis* et reproduit depuis en 1885, en 1886 et en 1887, dans trois brochures que vous avez bien voulu analyser au *Journal de Médecine*, lors de leur apparition. On y voit les lignes suivantes :

« ... Le 19 juin, jour où l'émission de l'urine monte à 6 k. 013, il y a du ballonnement abdominal accompagné d'hyperesthésie : vive surtout à gauche, la douleur existe à la superficie cutanée comme au sein des masses profondes. Tout esprit non prévenu évoquerait ici une pensée de péritonite. Nouveau recours à la teinture d'iode, dont l'emploi coïncida naguère si merveilleusement avec le terme rapide d'une agitation cardiaque désordonnée, et bientôt les souffrances actuelles se calment à leur tour, quoique avec un peu moins de promptitude qu'il n'était arrivé précédemment » (¹).

Outre la « pensée de péritonite » nettement indiquée ci-dessus, je vous prie de remarquer le « ballonnement abdominal », noté lui aussi d'une façon précise, car sa constatation infirme peut-être dans une certaine mesure le signe différenciel de la péritonite vraie et de la pseudo-péritonite momentanément attribué par M. Crouzet à l'absence de tympanisme.

Cela dit, et pour terminer, si je rappelle que mon observation fut prise sur un militaire en des temps où nous ne croyions guère encore à l'hystérie bisexuelle, j'aurai, ce semble, dégagé de l'incident tout l'intérêt qu'il comporte... à mon point de vue. Plaise à vous d'en faire confidence à vos lecteurs et agréez... (²).

(¹) Voir ci-dessus, page 69, troisième alinéa.
(²) *Journal de Médecine et de chirurgie pratiques*, 10 février 1896.

TARASSIS TRAUMATIQUE

~~~~~~~~~~

PRÉSENTATION FAITE A LA SOCIÉTÉ DE MÉDECINE DE LA HAUTE-VIENNE

DANS SA SÉANCE DU 5 SEPTEMBRE 1887.

MESSIEURS,

Au nom de M. Justin Lemaistre empêché, je vais vous exposer sommairement le cas pathologique du sujet qui se trouve devant vous : mais au préalable, et après avoir d'abord remercié notre collègue de l'estime confiante qu'il me témoigne en me déléguant l'honneur de faire cette présentation, je tiens à lui dire combien nous regrettons tous que les circonstances ne lui permettent pas d'y procéder lui-même, et d'intéresser l'auditoire par sa lucidité d'exposition accoutumée.

Comme vous le voyez, Messieurs, il s'agit d'un adulte bien constitué. Agé de quarante ans, cet homme exerce depuis son enfance la profession de maçon. Ses antécédents héréditaires n'ont aucune importance apparente ; toutefois, eu égard à son caractère morne et concentré, on peut en cela suspecter la netteté des renseignements fournis. Quant à ce qui concerne directement sa personne même, il affirme avoir joui d'une bonne santé jusqu'à un accident qui date de quatre mois, accident dont les conséquences, très évidentes maintenant encore, font l'objet de ma communication.

Il se trouvait un jour sur une échelle, à deux ou trois mètres de hauteur, occupé à monter des pierres, lorsque, dans une chute, son épaule droite vint frapper contre le sol. En se relevant, il reconnut que le membre contusionné à sa racine pendait inerte au long du corps, quoique sans luxation, sans fracture, sans lésion matérielle objectivement appréciable ; mais ultérieurement, peu à peu survint une atrophie musculaire de l'épaule, du bras et de l'avant-bras, atrophie d'autant plus prononcée au regard du membre symétrique que le malade n'est pas gaucher. Cependant, aucune réaction de dégénérescence n'ayant été constatée, on voit renaître graduellement les mouvements volontaires et l'on est en droit de compter sur une guérison complète.

Diverses observations médicales récentes tendent à établir que des désordres analogues à ceux-ci se produisent fréquemment chez des tarassiques dont la névrose plus ou moins latente ou dissimulée semble n'attendre qu'une cause occasionnelle pour se révéler.

En est-il ainsi de notre malade ?

Oui, cela n'est pas douteux. Messieurs, pour vous en convaincre, qu'il me suffise d'arrêter votre attention sur un petit nombre de phénomènes morbides distinctifs. Remarquez tout d'abord l'absence complète du réflexe pharyngien : on peut promener le doigt sur le voile du palais, sur ses piliers, titiller la luette, toucher l'épiglotte sans provoquer aucun effort de vomissement ; de plus, à peine l'amertume de la quinine se fait-elle sentir sur la langue. Si nous allons ensuite à la recherche du réflexe rotulien, nous n'en découvrons nulle trace, et cependant le signe de Romberg fait conjointement défaut, ainsi que tout autre symptôme de l'ataxie locomotrice, à laquelle, par suite, nous n'avons pas à songer plus longtemps. Passons au membre parésié ; il est en grande partie analgésique ; je transperce son tégument à l'aide d'une épingle volumi-

neuse sans que le malade en ait conscience, et quand je la
retire, presque jamais il ne s'écoule de sang par les piqûres
faites au derme. En outre, dans sa répartition, l'insensibilité n'offre aucun rapport concevable avec la distribution
anatomique des nerfs ; elle occupe le moignon de l'épaule
droite en haut jusqu'à la naissance du cou, en avant jusque
vers le milieu de la clavicule, en bas jusqu'à un travers de
main sous l'aisselle, et en arrière jusqu'à trois ou quatre
centimètres de la colonne vertébrale ; elle envahit le bras
tout entier, et l'avant-bras jusqu'à l'union réciproque de
ses deux tiers inférieurs, où elle finit brusquement en
manchette pour laisser intact le reste du membre.

Un tel ensemble de signes physiques est assez caractéristique pour qu'il soit inutile d'insister davantage ; néanmoins, avant de congédier ce malade, je tiens à vous
rappeler sa placide tournure d'esprit, car, à mon sentiment, cela n'est pas tout à fait sans importance : si vraiment, en effet, ainsi que je l'ai dit ailleurs (¹), la grande
névrose rend les hommes pour la plupart aussi taciturnes
qu'elle fait les femmes évaporées, c'est une règle qui
s'applique fort bien à mon malade, et vous pouvez en voir
la confirmation sur sa physionomie pacifique (²).

(¹) Voir ci-dessus, page 91.
(²) *Journal de la Société de Médecine de la Haute-Vienne,* 1887.

MILITAIRE HYPNOTIQUE

F..., âgé de vingt-cinq ans ; constitution d'apparence un peu frêle ; exerce la profession de tailleur.

En dehors de palpitations sans désordre organique et d'une hémicrânie gauche pour lesquelles il est venu me consulter, cet homme n'offre de prime abord que des signes incertains de tarassis : par comparaison avec la moitié droite du corps, à peine le côté gauche accuse-t-il une vague analgésie relative ; peut-être trouve-t-on de l'indolence vers le réflexe pharyngien ; les sens spéciaux possèdent leur acuité normale ; nulle crise convulsive ne figure aux antécédents personnels.

D'après les indications fournies par le malade, on peut croire sa mère hystérique.

F... s'est endormi d'un sommeil profond dès la première incitation hypnotique : en l'état, ses douleurs cérébrales ont disparu sans retour par injonction modérée. J'ai rencontré plus de résistance du côté des palpitations qui, simplement amendées tout d'abord, n'ont fait place au calme complet qu'à la suite de trois ou quatre séances nouvelles.

Après avoir supprimé la céphalée de F..., comme je le laissais reposer dans un fauteuil sans soupçonner l'éminente perfection de ses capacités hypnotiques, il vint à rêver tout haut. Lui donnant la réplique aussitôt, je m'abandonnai au caprice de ses visions plus que je ne cherchai à les guider moi-même. Concurremment, j'interrogeai l'hyperexcitabilité musculaire, en évitant de mettre dans mes paroles et dans mes gestes rien qui pût éveiller son attention à ce sujet ; cependant, bien qu'il n'eût jamais assisté à aucun examen analogue, sa main se contractura énergiquement en flexion sous la friction des *extenseurs*, à vrai dire sans égard pour la règle attendu qu'il ne saurait être ici question de simple rétraction tonique par relâchement des antagonistes. Ce phénomène physique eut un retentissement immédiat sur notre conversation, dont voici la relation abrégée :

Par la pensée, nous errions au Luxembourg ; F... était ravi du bien-être trouvé sous les ombrages, il voyait la foule des promeneurs, écoutait dans une satisfaction marquée la musique de son régiment, lorsque, au moment précis de la fermeture de sa main, l'inquiétude se peignit tout à coup sur sa physionomie. « Qu'avez-vous ? » lui dis-je ; à quoi il répondit précipitamment et en baissant la voix qu'il redoutait de se voir enlever un billet de cent francs. Portant alors mes doigts au contact de ses *fléchisseurs*, je vis sa main s'ouvrir, et il reprit : « C'est cela, je vous le confie, placez-le dans votre porte-monnaie, il y sera en sûreté. »

De là découle avec évidence que le geste provoqué, non seulement commandait l'attitude générale du corps, conformément à ce que l'on constate chaque jour en pareille occurrence, mais encore qu'il agitait profondément le sentiment intérieur.

Tout en sachant fort bien reconnaître laquelle de mes

deux mains je lui présente, F... demeure impassible tant
que je me borne à mettre cette main dans la sienne ; mais,
dès que je viens à presser sur ses extenseurs à l'aide de
mon autre main, il m'étreint vigoureusement pour ne pas
me laisser emmener par un monsieur qui veut se faire
soigner par moi, dit-il. En vain m'efforcè-je de le convaincre que le personnage s'est éloigné, il le voit toujours
derrière moi ; aussi me tient-il si bien que je ne parviens
pas à me dégager de force. Et, tandis que l'instigation
verbale se montre de la sorte tout à fait inefficace, le plus
léger attouchement des fléchisseurs me rend la liberté sur
le champ : « le voilà parti », dit-il avec un ample soupir
de délivrance.

Le cours des idées se modifie plus ou moins suivant le
changement de milieu : ainsi, aux buttes Chaumont, c'est
sur la balustrade de la passerelle que se crispe la main de
F... par crainte d'une chute ; ou bien, s'il me saisit, il le
fait avec une puissance convulsive extraordinaire afin de
me retenir au-dessus d'un précipice dans lequel il me voit
près de glisser : « prenez garde ! prenez garde ! vous allez
tomber ! » s'écrie-t-il vivement. Toutefois, même ineffi-
cacité de l'injonction vocale pour détruire ce qu'a créé un
autre mode de suggestion ; impossible de persuader à
mon compagnon de promenade qu'il a franchi la passerelle et que je suis moi-même hors de danger : « pas
encore ! » au lieu que la scène change incontinent par une
petite pression de mes doigts sur ses fléchisseurs : « enfin ! »

Les muscles de la face restent à peu près impassibles
sous l'action mécanique ; néanmoins, un faible mouvement de contraction se dessine dans l'orbiculaire des
paupières closes lorsqu'on applique l'extrémité du doigt
au pourtour de l'orbite. Simultanément, F... annonce une
sensation d'obscurité, qui va croissant avec la pression, et
atteint son plus haut degré quand cette pression s'exerce
au niveau de l'apophyse montante du maxillaire. Pendant
l'expérience, les deux yeux gardent leur indépendance l'un

par rapport à l'autre, c'est-à-dire qu'on détermine l'amau-
rose à volonté, soit à droite, soit à gauche, au moyen d'une
pression correspondante : dans l'attouchement binoculaire
simultané, les ténèbres deviennent complètes : « le ciel se
couvre », dit alors le sujet, « il va faire de l'orage ; quelle
nuit ! je n'aperçois plus les becs de gaz ; hâtons-nous de
rentrer. »

Au contraire de ce qui a été remarqué tout à l'heure
relativement à la permanence des impressions subjectives
issues des membres, le trouble visuel cesse avec la manœuvre qui l'avait provoqué, obéissant ainsi au caractère
fugitif des contractions faciales ; lors du réveil aussi l'obscurité s'évanouit instantanément, même quand les doigts
compresseurs restent en place.

La mise en œuvre somnambulique des fléchisseurs de
F... ébranle donc fortement son moral avec tendance
manifeste à la génération des conceptions pénibles ; il en
éprouve d'incontestables tourments intérieurs, douloureu-
sement peints sur sa physionomie, affirmés dans son langage en termes véhéments, et traduits par tout son être
sous diverses attitudes dramatiques, saisissantes pour l'observateur qui ne saurait sans cruauté prolonger tant de
souffrances, ni les renouveler après les avoir constatées
une première fois.

En retour, le jeu des extenseurs imprime à la pensée un
cours agréable que la sollicitation verbale seconde et
pousse jusqu'à la félicité. Cet empire de la parole est
d'ailleurs absolu par lui-même dans l'état de résolution
physique.

Un souffle dirigé sur la main, suivant qu'il est frais ou
qu'il est tiède, donne naissance à des réflexions correspondantes ayant trait à la situation atmosphérique : « l'air
devient froid, il faut nous retirer », ou bien « le soleil est
ardent, passons à l'ombre. »

On soulève les paupières sans difficulté, elles ne retom-
bent pas ; le regard est fixe, avec pupille sensible à la

lumière ; la rareté des clignotements amène au réveil une certaine gêne par irritation de la conjonctive, gêne dont le malade ne s'explique pas la cause. F... ouvre aussi et ferme ses yeux à l'injonction verbale. Qu'il ait les yeux ouverts ou qu'il les ait fermés, l'ensemble des particularités décrites ci-dessus n'éprouve aucun changement, pas même la production d'obscurité sous pression digitale, qui vient sans doute dans l'œil ouvert comme par ressouvenir, vu qu'il n'y a point trace alors de contraction orbiculaire capable d'expliquer l'impression subjective.

Quant à la friction du sinciput, elle ne parait pas exercer d'action spéciale sur le degré hypnotique.

Afin de reconnaitre jusqu'à quel point il est indispensable de procéder toujours de la même manière pour obtenir des réactions musculaires identiques, j'annonçai un jour au sujet endormi que, à l'avenir, ses fléchisseurs ainsi que ses extenseurs fonctionneraient par excitation directe, au lieu d'obéir comme devant à l'attouchement des antagonistes. Après cela, il est vrai, la première tentative trahit d'abord de l'hésitation dans son accomplissement ; cependant la réussite fut bientôt entière ; elle ne s'est jamais démentie depuis au cours des examens ultérieurs.

Non seulement les contractions musculaires, autres que celles de la face, persistent au réveil, mais encore elles surviennent et disparaissent dans l'état de veille en dehors de toute indication verbale de l'effet recherché. Par leur persistance, ou par leur éclosion, elles n'ont plus pour conséquence psychique que d'exciter l'étonnement du malade.

Durant son sommeil, F... obéit à mes commandements avec ponctualité, et cela d'autant mieux qu'il a les yeux ouverts, parce que la vue lui donne la faculté d'éviter ou de déplacer les obstacles sur son passage : ainsi, pour me permettre de mesurer sa taille, il quitte ses chaussures, va sans hésitation s'appuyer contre un mur dans la position que je lui prescris, puis, une fois l'opération terminée, retourne à sa place première où il remet correctement brodequins et lacets. Il écrit ; copie, compose.

L'accomplissement des injonctions à échéance posthyp-
notique ne laisse rien à désirer : revenu à lui, F... prend
dans ma bibliothèque un livre désigné sous hypnose ; il le
feuillette jusqu'à telle page dite ; sa surprise est grande de
trouver là son portrait, qu'il m'offre ensuite d'un air où
perce tout son contentement. Mais, s'il voit ainsi des
choses imaginaires, l'élimination suggestive des objets
réels et des personnes réussit avec un succès égal : quoi
que je fasse pour le rappeler au sentiment de la réalité, il
ne m'aperçoit ni ne m'entend à son réveil (sorte de réveil
incomplet, réveil partiel et provisoire) quand je lui en ai
donné l'injonction préalable ; étonné de mon absence, il
me cherche du regard dans toutes les directions, et, après
s'être livré à diverses occupations suggérées, il exécute
son instruction dernière, qui est de se rendormir afin que
ma personnalité recouvre tout pouvoir sur la sienne.

A moins d'ordre spécial, nul souvenir ne subsiste au
réveil définitif.

Là se termine le compte rendu de cette observation
médicale : bien que très écourté, il suffit, tout à la fois, à
montrer que le cas relève du grand hypnotisme ; à établir
qu'un nervosisme intense a pu demeurer latent au point
de permettre sans trop d'obstacle l'accomplissement inté-
gral du service militaire, à constater, enfin, des conséquences thérapeutiques heureuses, fait essentiel en
médecine : on vient de voir en effet partir douleurs et
palpitations. J'ajoute que mon malade a été mis hypnoti-
quement en puissance d'un moyen propre à supprimer, ou
plutôt à prévenir ses émotions pathologiques, quand
d'aventure elles semblent manifester une tendance à revenir : sans intervention du libre arbitre, par cérébration
inconsciente, il applique sa main sur la région affligée,
s'endort, et se retrouve dispos l'instant d'après. N'est-ce
point là de la suggestion à longue échéance bien entendue ?
D'un autre côté, les rêves pénibles, les impressions désa-

gréables étant soigneusement écartés, et l'esprit maintenu dans la plus grande quiétude, F..., qui vainement depuis plusieurs années cherchait partout ailleurs un soulagement à ses maux, témoigne maintenant son bonheur d'avoir senti en peu de jours le calme succéder à la désespérance [1].

___

[1] *Revue de l'Hypnotisme,* 1er octobre 1886.

TUBERCULISATION PULMONAIRE

ET

SUGGESTION MENTALE

Bien que l'hypnotisme scientifique en soit encore à ses premiers commencements, on ne saurait plus dorénavant suspecter son aptitude merveilleuse à modifier, à soulager, à guérir un grand nombre de troubles nerveux. Son domaine thérapeutique s'étendra chaque jour en se précisant, et la méthode suggestive y recourra souvent pour traiter avec avantage une foule de maladies que leur nature semblerait tout d'abord devoir soustraire à son action s'il n'était vrai que partout et toujours le système nerveux n'entrait pas plus ou moins en souffrance. Le cas suivant en est un exemple :

De tout temps maigre et fluet, G..., ouvrier typographe, âgé de 22 ans, fut ajourné pour faiblesse de constitution à la revision de 1886 : néanmoins, il n'avait fait aucune maladie sérieuse avant celle dont il souffre aujourd'hui. Son père mourut d'une affection chronique des voies respiratoires.

G... fait remonter au mois d'avril 1886 le début de son

mal, alors caractérisé par des chatouillements laryngés, une toux sèche, des céphalées violentes et la diminution rapide des forces. Vers la fin de mai survint une poussée aiguë ; il dut interrompre son travail le 1er juillet pour passer quinze ou vingt jours au lit, sans que les crachats, devenus abondants, présentassent aucune teinte sanglante ; la toux provoquait une vive douleur dans la région thoracique droite. Quand le malade parut aller mieux, il vit que le moindre mouvement lui causait un essoufflement considérable ; il éprouvait surtout la plus grande difficulté à remonter son escalier ; une constipation opiniâtre et de fréquents vomissements bilieux le tourmentaient aussi beaucoup. Toutefois, il reprit ses occupations au commencement d'août pour les continuer tant bien que mal jusqu'à la fin d'octobre, époque où se fit sentir une aggravation nouvelle. Sur ces entrefaites, l'appétit s'était graduellement éteint, et, à partir de janvier 1887, le sommeil disparut à son tour. Cependant, G..., soutenu par l'énergie morale ordinaire aux malades de son espèce, se traînait encore de temps à autre à son atelier.

Concurremment avec l'emploi des révulsifs cutanés, de nombreux traitements internes avaient été suivis sans profit manifeste lorsque G.... vint me trouver pour la première fois le 14 mars dernier. Maigre, pâle, courbé, accablé sous la déchéance morbide, il portait au côté droit de la poitrine les signes objectifs les moins douteux d'une tuberculisation pulmonaire avancée ; de plus, il se plaignait de douleurs térébrantes dans la paroi thoracique et de sensations extrêmement pénibles aux membres inférieurs ; la perte du sommeil comme aussi le dégoût alimentaire étaient absolus ; le pouls battait régulièrement à 120.

Quelque désespérée qu'apparaissait la situation, rien ne fut négligé pour instituer sans retard une médication active : créosote, alcool, huile de foie de morue, glycérine, quinine, atropine, iodure de potassium, etc., furent administrés tour à tour, suivant l'exigence des indications. Il y eut en outre une application ininterrompue de révulsifs cutanés, choisis de façon qu'ils exerçassent leur action en permanence sans augmenter la déperdition des forces : tout d'abord, un bain savonneux mit la peau en état de fonctionner aussi bien que possible ; le malade plaça des vêtements de laine au contact immédiat de son corps ; la teinture d'iode alterna avec les ventouses sèches ; il fut fait une application de pointes de feu ; mais, ce sont par-dessus tout de larges emplâtres de poix de Bourgogne émétisés, ressource thérapeutique trop oubliée de nos jours, dont l'action lente et continue me semble avoir été particulièrement avantageuse. Comme hygiène, je prescrivis l'usage du lait cuit, sans nulle exclusion des autres aliments qui pourraient être tolérés ; j'ordonnai des promenades à la campagne ; courtes d'abord, elles se prolongent de plus en plus chaque jour avec le retour des forces, prudemment, de manière à ne jamais aboutir à la fatigue ; la chambre du malade reste largement ouverte toute la journée, tandis que pendant la nuit une fenêtre à demi-close maintient une aération suffisamment abondante encore, quelle que soit la température du dehors : si le froid se fait sentir, G... se couvre en conséquence, et voilà tout.

Une première hémoptysie, sans abondance, apparut le 26 mars ; je n'eus pas à intervenir en fait pour l'arrêter, et me bornai à supprimer aussitôt l'administration d'une préparation ferrugineuse essayée depuis trois jours. Second accident de même nature juste un mois après, le 26 avril ; beaucoup plus abondant que le précédent, ce nouveau crachement de sang persiste plusieurs jours, pendant lesquels tous les symptômes augmentent de gravité ; un fort gargouillement se fait entendre dans la fosse susépineuse droite ; le pouls, qui s'était abaissé peu à peu à 96, remonte à 120 ; la température axillaire gauche oscille entre 38°,5 et 39°,1 ; l'appétit, précédemment rétabli, disparaît de nouveau ; le sommeil s'altère ; les sueurs nocturnes reviennent avec abondance ; l'amaigrissement se prononce ; les traits sont défaits, avec alternatives de poussées congestives subites ; le moral est profondément affecté.

Pour parer à un incident pathologique si plein de trouble, mon premier soin fut de donner un gramme d'ipéca en potion prise d'abord par petites gorgées de dix minutes en dix minutes, jusqu'à production nauséeuse, et continuée ensuite à intervalles progressivement étendus ; puis, durant trois fois vingt-quatre heures, le malade absorba du sulfate de quinine à la dose massive d'un gramme chaque jour (j'avais en vain cherché à me procurer du lactate de quinine pour recourir aux injections hypodermiques). Comme l'huile de foie de morue causait du dégoût, je la remplaçai par la glycérine. Enfin, peu à peu l'orage se calma pour faire place à une amélioration prompte et continue.

Sans doute, on ne saurait trouver jusqu'à présent rien de bien insolite dans ma ligne thérapeutique, mais j'ai cru devoir l'esquisser afin de montrer que les moyens classiques n'ont point été négligés du tout ; si donc la communication que j'ai l'honneur de soumettre au jugement de notre Société présente néanmoins une innovation digne de remarque, elle consiste certainement dans l'appel de l'hypnotisme à mon aide. A l'hypnotisme, en effet, j'attribue tout entier le mieux sensible de mon malade ; sans lui, G... aurait probablement déjà cessé de vivre : au lieu de cela, le dernier Conseil de revision qui, à vrai dire, pouvait prononcer l'exemption sans crainte d'erreur, a trouvé récemment encore la situation assez bonne pour s'en tenir derechef à un simple ajournement.

C'est dans le double but de combattre ses douleurs et de lui restituer son repos des nuits que je proposai tout de suite à mon malade le sommeil hypnotique : mes espérances les plus téméraires n'auraient jamais osé compter sur le succès éclatant que j'en obtins, car, séance tenante, les diverses manifestations névritiques s'amendèrent presque complètement ; il y eut un calme très notable la nuit suivante ; tout vestige de souffrance disparut en deux jours, et désormais un sommeil ininterrompu de huit heures s'établit dès le coucher. Je ne saurais dire si une injonction précise destinée à l'appétit influa sur son développement, ou bien, plutôt, si de lui-même il suivit le retour du sommeil et du bien-être général, toujours est-il qu'il grandit avec rapidité ; G... prit dès lors sa nourriture sans répugnance ; aucun aliment ne lui pèse plus, de sorte que sa famille, après s'être ingéniée en vain naguère à lui en découvrir qui pussent lui être agréables, « ne s'occupe plus de lui maintenant », suivant son expression.

En avant et en arrière de la région thoracique supérieure droite, on constate toujours de la matité, ainsi que de la rudesse respiratoire, mais on ne perçoit pas de crépitation ; les gargouillements de la fosse susépineuse ont totalement disparu, même pendant les plus grands efforts de toux provoqués pour l'examen : c'est uniquement le matin au réveil qu'arrive encore un peu de toux spontanée, bientôt jugée par une expectoration presque nulle. La température est tout à fait normale ; il n'a pas été possible jusqu'à présent de descendre le pouls au-dessous de 82, plus bas chiffre noté ; les respirations oscillent entre 22 et 26 par minute.

En résumé, l'hypnotisme fit cesser incontinent les douleurs du phthisique ; il ramena un sommeil calme et réparateur sans recours à aucun narcotique, avantage d'autant plus appréciable que l'estomac recevait déjà bien assez de substances extraordinaires d'une élaboration pénible. Ce retour soudain au repos physique a favorisé le rétablissement de toutes les fonctions organiques et mentales ; les médicaments, vomis auparavant, sont tolérés maintenant ; les sueurs nocturnes s'en sont allées ; G..., dont le caractère était devenu difficile pour les siens, a repris son ancienne égalité d'humeur ; il se sent heureux, travaille avec ardeur, et, ce qui l'émerveille par dessus tout, gravit allègrement sans s'essouffler les quatre étages de son logis. Comme ses digestions sont excellentes, il engraisse et prend un peu de mine. Les érections, restées absentes pendant dix mois, ont reparu à partir de mai dernier. Toutefois, il n'en continue pas moins l'usage de la créosote alcoolisée, de la glycérine, des révulsifs externes et des soins hygiéniques auxquels il recourut dès le commencement.

Au début du traitement, ce n'est pas sans un peu de peine que j'arrivais à provoquer le sommeil hypnotique, car G... ne rappelle en rien le tarassique, si ce n'est par l'absence du réflexe pharyngien, signe infidèle beaucoup plus loin d'être pathognomonique qu'on ne l'avait admis tout d'abord. Le sommeil se montrait si léger que mon malade, quoique impuissant sous son influence à produire le moindre mouvement volontaire, se refusa d'abord à le reconnaître : depuis, il a confessé l'évidence par ses incontestables progrès en hypnose, dont il apprécie les bienfaits (¹).

(¹) *Journal de la Société de Médecine de la Haute-Vienne,* août 1887.

UN TARASSIQUE MÉCONNU

Tout le monde connait le fait de Caius Mucius Cordus Scævola mettant sa main droite au-dessus d'un brasier ardent en présence de Porsenna. L'on sait moins, en général, que les historiens varient d'opinion sur le mobile de l'acte, et qu'ils n'accordent même pas une créance unanime à son authenticité. Dans ses *Antiquités romaines*, Denys d'Halicarnasse n'y fait aucune allusion, parce que, dit Gélénius, il a trouvé l'action trop féroce pour faire honneur aux Romains (¹); commentaire tant soit peu tragique ce semble. Mais, on lit dans Tite-Live que Porsenna « tout à la fois transporté de colère et épouvanté du péril qu'il courait avait donné ordre que Mucius fût investi de flammes, avec menace de l'y faire périr s'il ne s'expliquait promptement sur la nature du complot mystérieux dont il le menaçait. « Vois, dit alors Mucius, vois le cas que l'on « fait du corps quand on n'a que la gloire en vue. » Aussitôt il porte la main (dextram) au milieu des brasiers allu-

---

(¹) Note insérée par l'abbé Bellenger dans sa traduction des *Antiquités romaines*, de Denys d'Halicarnasse. — Paris, 1723, deux volumes in-4°, t. I, p. 506.

més pour le sacrifice et la laisse brûler aussi tranquillement *que si elle eût été insensible* » (¹). Touchant le même épisode, Plutarque s'exprime de la manière suivante : « Mucius fut pris et interrogué sur l'heure, et ayant là esté apporté un foyer plein de feu pour le roy, qui voulait sacrifier aux Dieux, il estendit sa main droite sur le feu, en regardant franchement Porsena entre deux yeux, pendant que la chair de sa main se rostissait, avec un visage constant et asseuré, sans aucunement se mouvoir, iusques à ce que le roy, estonné de voir une chose si estrange, commanda qu'on le laschast, et luy mesme, luy tendit son espée. Mucius la prist avec sa main gauche, dont on dit qu'il eut depuis le surnom de Scævola, qui veut autant dire comme gaucher » (²).

Ainsi, des trois grands historiens de l'antiquité, Denys d'Halicarnasse garde le silence au sujet de la main brûlée ; Tite-Live dit que le jeune Romain se brûla pour la gloire, ce qui était fort dans sa tournure d'esprit comme on le comprendra mieux tout à l'heure, et, ce qui ne l'était pas moins, il voulut, d'après Plutarque, exciter l'étonnement du roi. Contre toute raison, d'autres auteurs, visant peut-être à l'effet littéraire, ont prétendu que Mucius avait voulu punir sa main de s'être trompée (³), quoiqu'elle eût uniquement agi en instrument irresponsable. Nul compte sérieux n'est à fonder non plus sur l'impression de férocité ressentie par Gélénius. Au contraire, un écrivain du xviie siècle, Catherinot (⁴), pour nier le fait à la vérité, a produit divers

(¹) Tite-Live, traduit par Dureau de la Malle. — Paris, 1810, liv. II) chap. xii.

(²) *Vie des hommes illustres* ; traduction de Jacques Amyot, t. Iᵉʳ, p. 232 (Valérius Publicola). — A Lion, chez Paul Frelon, 1611.

(³) Dans la *Biographie universelle* de Michaud, l'auteur de l'article Scævola semble attribuer ce propos à Tite-Live.

(⁴) *La Main de Scævola,* par le sieur Catherinot. — Bourges, 8 juillet 1682. — A la Bibliothèque nationale : Opuscules de Catherinot, t. I. lettre Z.

arguments critiques dignes d'une attention sérieuse, car, des seize raisons sur lesquelles son jugement s'étaie, plusieurs deviennent pleinement confirmatives de l'acte, si on les envisage d'un point de vue opposé au sien. « Toute la terre, dit-il, est fort persuadée de la grande action de Mucius Cordus, qui se brûla la main dextre, ayant manqué son coup sur Porsenna, et toute la terre se trompe bien fort. En voici les raisons démonstratives, ou au moins les conjectures pressantes...

» Deuxième raison. L'action de Mucius est véritable dans le fond, mais elle est fort suspecte, pour ne pas dire fausse, dans la circonstance de la main brûlée. Un homme se résoudra plutôt à se percer promptement le sein, comme Ajax..., qu'à se rôtir la main lentement et à petit feu ».

Ce raisonnement serait irréfutable si Mucius avait eu l'intention de se donner la mort. Que son dessein était bien autre ! Sa conduite fut judicieuse, et le succès la couronna.

« La neuvième raison est que Mucius n'a point été nommé Scævola, ou ne l'a été que parce qu'il était gaucher de naissance, ou pour mieux dire d'enfance. Car les surnoms corporels étaient les plus fréquents... »

Rien n'est plus probable en effet.

« La onzième raison est que si l'action était vraie, Mucius devait être plutôt surnommé Ambustus que Scævola. Ambustus fut le nom des Fabiens, parce que Q. Fabius fut flambé par le feu du ciel... Le même Mucius pouvait être surnommé Audax ou Mancus (Hardi ou Manchot)... »

Cela est incontestable dans sa dernière partie et corrobore la neuvième raison.

« La seizième raison est que ce brûlement de main, cette prétendue action était celle d'un désespéré. C'était une chose superflue, une œuvre de surérogation. Mucius se rendit par là inutile comme les poltrons qui se coupent les doigts pour se mettre hors du service militaire... »

Mucius n'a point agi en désespéré ; surtout, il n'a jamais songé à recourir au suicide, on ne saurait trop insister sur ce point, et l'évènement a prouvé que son action n'était pas superflue. Quant à l'allusion au mobile des « poltrons » qui, on en conviendra, sont ici hors de cause, elle jaillit incidemment en trait lumineux pour éclairer de nos jours le cas de bien des conscrits mutilés, chez qui l'analgésie a pu jouer son rôle.

De ce qui précède, de ces assertions variées, de ces interprétations contradictoires, comment dégager la vérité ?

L'état mental de Scævola vient au secours du glossateur. Tout, dans Denys d'Halicarnasse, dans Tite-Live et dans Plutarque, représente Mucius sous un aspect théâtral. Nous l'avons déjà vu brûlant sa main pour la gloire, d'après Tite-Live, et, selon Plutarque, pour étonner le roi. Quant à Denys d'Halicarnasse, il en burine indirectement le portrait dans un passage remarquable à citer en entier, malgré son étendue :

« Mucius pria les consuls de convoquer le Sénat, comme ayant quelque chose de très important à lui communiquer, et lorsque les sénateurs furent assemblés, il leur tint ce discours :

» Je médite, Messieurs ([1]), une entreprise qui délivrera Rome des maux qui l'accablent. Elle est hardie, je l'avoue ; mais je me sens assez de courage pour l'exécuter et j'espère que le succès répondra à mon attente. Il est vrai que je n'ai pas grande espérance de survivre à cette action, ou plutôt, pour vous parler franchement, je n'en ai aucune. Etant donc sur le point d'exposer ma vie à un danger évident, je serais fâché qu'une entreprise aussi importante fût inconnue à tout le monde si j'avais le malheur de manquer mon coup. En ce cas, mon unique consolation serait de n'être pas privé des louanges dues à mon courage, et

---

([1]) Traduction de Bellenger.

d'acquérir une gloire sans fin par le sacrifice d'une vie mortelle... Le dessein que je médite est d'aller en qualité de transfuge au camp des Tyrrhéniens... Je vous promets de tuer leur roi... Il m'arrivera ce que les dieux ordonneront ; je suis prêt à tout souffrir. J'aurai au moins la consolation de vous avoir faits dépositaires de mes sentiments et vous en rendrez témoignage au peuple. »

Après avoir tué par méprise le secrétaire de Porsenna, Scævola répond comme suit aux questions du roi :

« Je n'ignorais pas que je m'exposais à une mort certaine, soit que je réussisse, soit que je manquasse mon coup ; mais j'ai voulu rendre ce service à la ville de Rome qui m'a donné la vie, et je me suis flatté d'acquérir une gloire immortelle par le sacrifice d'un corps mortel... Si tu veux m'engager ta parole avec serment de m'épargner la torture et les autres tourments de la question, je te promets de te découvrir un secret de la dernière importance où ta vie est intéressée. » Et tout aussitôt, Denys ajoute que Mucius parla ainsi par artifice, afin d'embarrasser Porsenna, imaginant une ruse dont il était difficile de s'apercevoir dans le moment, ruse qui consistait à persuader au roi que trois cents jeunes gens avaient résolu d'attenter à sa vie, l'un après l'autre, suivant la loi du tirage au sort, jusqu'à réussite du complot. De même, Plutarque écrit que l'anecdote des conjurés ne fut qu'un stratagème où il n'y avait rien de réel. C'est-à-dire que Mucius possédait la faculté d'affirmer lestement en grande assurance de pures imaginations.

Trouvant invraisemblable l'épisode du brasier, Denys d'Halicarnasse l'a passé sous silence. Cependant, cet acte extraordinaire n'était pas plus merveilleux à l'époque où il fut accompli que ne le sont les procédés dont les Aïssaouas [1] usent couramment de nos jours pour soulever

---

[1] Cette notice sur Scævola fut originairement écrite pour la *Gazette médicale de l'Algérie,* où elle parut le 15 juin 1886, p. 81.

l'enthousiasme de leurs admirateurs. Le mouvement scientifique moderne qui s'émeut fort peu des innocentes supercheries musulmanes n'a aucun motif pour voir sous un jour différent le trait de Scævola. En définitive, rien ne précise le degré de sa brûlure, tandis, au contraire, que le débonnaire Porsenna paraît avoir été tout d'abord assez vivement impressionné du spectacle pour empêcher lui-même Mucius de pousser trop loin son expérience. Je sais plus d'un analgésique vivant capable de renouveler au besoin le prodige antique.

Avec Catherinot, je suis dans la conviction profonde que Mucius Corda avait été surnommé gaucher, non sans raison, longtemps avant d'effectuer l'entreprise qui le rendit célèbre ; mais, où Catherinot découvre un motif pour révoquer en doute l'exploit du foyer ardent, je trouve sa confirmation. Hémianalgésique droit, partant hémiparésique, Mucius employait volontiers sa main gauche par préférence à l'autre : c'est elle qui tua le secrétaire de Porsenna. Contrairement à une règle indulgente pour l'exception, Scævola connaissait son insensibilité physique, et voilà pourquoi il fit avec une superbe assurance la scène du brasier, punissant ainsi sur sa main droite l'erreur de sa main gauche, si l'on y tient absolument.

Cet illustre romain fut donc un hémianalgésique au caractère vain, généreux, extravagant, audacieux et menteur, dont la conduite mémorable, à peine croyable naguère, sans rien perdre de la gloire si chère à son auteur, prend l'éclat de la vérité sous le flambeau du Tarassis.

ÉPARSES

~~~~~~~ ~~~~~~~

Jugement : mémoire intelligente et raisonnée. Esprit : mémoire intelligente et superficielle.

*
* *

L'intelligence est la faculté d'utiliser la mémoire à l'aide de l'esprit et du jugement.

*
* *

Sans mémoire, l'existence des autres facultés mentales ne se conçoit même pas : comment porter un jugement, par exemple, si l'on n'a pas la mémoire des faits à comparer entre eux ?

*
* *

Défiez-vous du raisonnement pour convaincre les esprits simples; souvent il vous rendra suspect : affirmez bien, plutôt, sans restriction aucune.

*
* *

Esprit de doute dans l'ordre des contingences vraisem-

blables et foi ardente au merveilleux dirigent âme fémi-
nine.

***

La femme juge avec le cœur; l'homme aime avec la raison : l'homme n'aime pas mieux que la femme ne juge.

***

Je ne suis pas né courtisan, pas plus du suffrage univer-
sel que d'aucun autre souverain.

***

En présence d'un personnage très décoré, très qualifié,
le sentiment qui m'anime tient beaucoup moins de l'admiration et du respect que de la défiance et de la crainte.

***

Quelque apparence qu'elle revête, l'autorité m'est
suspecte, et je la fuis partout où j'appréhende de la rencontrer. Indispensable pourtant au gouvernement des
hommes, elle apparait communément dans l'histoire sous
forme théocratique.

***

Ce serait être religieux que d'avoir une intuition de
cause première; mais, première... comment concevoir?

***

Religion formulée; superstition organisée : proposi-
tions équivalentes.

***

Pour l'essence la plus subtile de l'être, comme pour

son espèce tangible, la mort, est-ce autre chose qu'un retour perpétuel au réservoir commun ?

*
* *

Sous l'éloquence de la chaire, j'eus toujours l'étonnement d'entendre parler longuement des hommes qui n'avaient rien à dire.

*
* *

Que votre conduite prenne toujours l'honnêteté pour guide, mais gardez-vous de croire jamais sans réserve à l'honnêteté d'autrui, si vous ne voulez pas être dupe.

*
* *

Je redoute les tête-à-tête en raison des efforts que la civilité me contraint à faire pour écouter les propos de mon interlocuteur et paraître m'y intéresser.

FIN

TABLE DES MATIÈRES

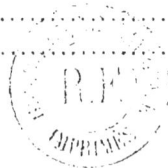

www.ingramcontent.com/pod-product-compliance
Lightning Source LLC
Chambersburg PA
CBHW071902200326

41519CB00016B/4492